美馬聰昭
Mima Satoaki

BCGと人体実験

その真相を究明する

発行 「BCG と人体実験」出版委員会
発売 あけび書房

はじめに

1989（平成元）年6月30日、B型肝炎は注射針も注射器も換えない杜撰な集団予防接種のため広がったという私たちの研究結果を基に、5人の原告を立て札幌地裁に国の損害賠償を求めた裁判を起こしました。この訴訟は当初、蝦夷地北海道の訴訟として、世の中にはなかなか受け入れられませんでした。しかし、17年の歳月をかけ、2007（平成18）年6月16日最高裁で完全に勝訴しました。

そして、今や法律事務所が肝炎訴訟への参加をテレビで宣伝する時代になりました。

1993（平成5）年7月、新宿から始まった731部隊展が、1994年8月9日から1週間、札幌の「アート・スペース」（展示場）で開催されました。この年の夏は暑い日の連続で、夜も眠れない日が続きました。731部隊展は連日大入り満員で大盛況でした。

札幌の731部隊展の実行委員会は、1993年の春、大河原孝一（1922年3月生、中国帰還者連絡会、現・撫順《ぶじゅん》の奇跡を受け継ぐ会）が中心となり、結成されました。

大河原氏は極めてエネルギッシュな人で、外国旅行、山登りや講演会などで忙しく、なかなか会えない人でした。

B型肝炎訴訟開始当時、筆者は裁判に勝つために、戦前戦後行われてきた予防接種の種類と規模などの歴史を必死で調査していました。

そんな時、たまたま、大河原孝一の「中国で行っていた私たちの犯罪」の講演を聞きました。731部隊のことを知ることで、B型肝炎訴訟に役に立つのではないかと思い、731部隊展の実行委員会に参加することにしました。

731部隊のことは、森村誠一が1981（昭和56）年11月に出版した著書『悪魔の飽食』で、有名になっていたので知っていました。この本を読むまでは、我が国の医学会の指導的な立場にある医師たちが何のためらいもなく、人体実験を行っていたなど知りませんでした。大変ショッキングな本でした。

1993年春、実行委員会に入り、会員を増やし、さらにカンパ集めなど忙しい毎日が続きました。

そのようななか、実行委員会のメンバーに医者を一人でも増やすべく努力をしましたが、医者は増えないばかりか、昔の友人（医者）から「731問題は森村誠一で終わった」と言われる始末でした。

そして、実行委員会で一人の人物と出会います。その人物は、「北海道大学結核研究所」の前所長の高橋義夫（北大、昭和9年卒）の息子です。高橋義夫は1953（昭和28）年から1974（昭和49）年までの期間、北海道大学に勤め、定年退職しています。

彼から聞いた彼の父親の話は次のようなものです。

「父親が、精神の異常を来たし、恐れ慄き夜も眠れなくなった」「また、父親は戦前満州の子どもたちの腋窩《えきか》にBCGの接種をしていた」「葬儀の時には見たこともない立派な車が集まった」などです。

彼はその理由が知りたくて、実行委員会に入会したのです。彼の父が異常を来たしたのは退職7年後で、森村誠一の『悪魔の飽食』が出版された直後でした。

高橋義夫の息子の一言がヒントになり、その後、筆者は人生の半分くらいを結核問題と人体実験の謎を解くための研究に費やすことになります。


結核を予防する唯一の方法はBCG接種と言われています。BCG接種は戦前1942（昭和17）年に開始され、戦後も強制的に行われてきた最大の予防接種です。BCGの結核予防効果について議論する時、いつも文献や教科書に医学的根拠として引用されていたのが『日本学術振興会第8小（結核予防）委員会の報告書』でした。

私はこの原本を、1993（平成5）年8月、札幌医科大学の図書館に頼んで、「財団法人結核予防会」から取り寄せました。この報告書の解読が私の人生最大の仕事になろうなどとは、この時には夢にも思いませんでした。

報告書は、1943（昭和18）年8月、財団法人結核予防会から出版された、日本学術振興会第

8小（結核予防）委員会の『結核予防接種に関する報告書』です。

日本学術振興会（学振）とは、天皇から5年連続年額30万円を下賜《かし》されることになり、これをもとに1932（昭和7）年にできたもので、経済不況からの脱出と富国を目指すことを目的に、すべての研究の促進を図るために作られました。

『結核予防接種に関する報告書』は旧漢字で書かれていましたが、その都度、大河原さんに教えてもらいました。例えば、『海猽』読み方は「かいめい」、でその意味はモルモットとなります。

この報告書に掲載されている実験動物・モルモットの体重を100倍すると人の体重になります。さらにBCGの感受性は人の方がモルモットの100倍であることを1933（昭和8）年に出版された『結核殊に肺結核』の中で、今村荒男が書いていました。報告書が人体実験集であることは明らかであり、5000人弱の方が犠牲になっていると思われました。

『結核予防接種に関する報告書』の後半部分には付図として結核菌に対するBCGの効果を判定したおよそ2600人分の解剖所見のヒストグラムが記載されていました。

なお、本書の執筆にあたり、多くの文献を引用しておりますが、当時の文体や表記では読みづらいので現在の言葉に一部変換しております。また、登場する人物の敬称は略させていただきました。

2019年6月27日

美馬　聰昭

BCGと人体実験

もくじ

第1章 国民病 結核

これから書くのは我が国の国民病結核を、戦前戦後の医学界の超エリートが人体実験で解決しようとした話です。結核について理解を深めてもらいたいと思い、まとめたものです。

産業革命とともに、先進各国では結核が爆発的に広がり、社会問題となりました。ロンドンでは１６８０年の結核死亡率は、人口10万人に対して７００人以上でした。１７４９年には人口10万人に対して８７０人、またドイツのブレスラウでは１６９０年に人口10万人に対して２０８人、１８０３年には４７５人でした。

我が国にも江戸時代の終わり、明治維新が始まると同時に、結核の波は押し寄せてきました。しかし、我が国の結核の波は欧米には遥かに遅れ、しかも欧米の波とは異なる形態をとりました。我が国の特徴は、最初若い女性に広がったことです。

明治政府は１８７２（明治５）年10月、フランスの技術者を招いて、官営の富岡製糸（蚕の繭から絹糸をとる）工場を群馬県富岡に作りました。富岡工場で働いていたのは、社会的に地位の高い士族の子女が募集されていましたから、製糸工場は華やいだ雰囲気でした。

しかし、その後１８８０（明治13）年からは、官営から一転して民間へと払い下げを始めます。ここから我が国の産業革命が始まり、『女工哀史』（細井和喜蔵著）の幕開けとなります。

昼夜交代という労働条件のなかで働き、宿舎では２人で１枚の蒲団を使わされていました。ほとんどは、20歳未満で、なかには12歳未満の子もいたのです。

このような労働条件（重労働と低栄養）でしたから、女工の間に爆発的に結核が広がる結果になりました。結核になり働けなくなった女工は、農村へ帰されます。それが、農村でも結核が広がる原因になります。1931（昭和6）年まで女性の結核死亡率が男性に比較してはるかに高率で、これが欧米諸国との大きな違いでした。

富国強兵で我が国は、軽工業国から重工業国になり、工場には若い青年労働者が集まるようになり、今度は男性の中に結核が広がり始めます。また、軍隊という集団生活も結核の感染の拡大に拍車をかけ、満州事変以降は男性の結核が、女性を上回るようになります。

軍隊の徴兵検査で、胸部のレントゲン検査（間接法）が行われるようになったのは、1940（昭和15）年からのことで、それまでは空洞があり排菌している開放性結核患者も徴兵検査には合格していました。

結核患者は、産業革命後の経済発展の影響もあって1918（大正7）年以降減少し始めましたが、1931（昭和6）年の満州事変の頃から再び増加に転じます。

開放性結核患者は頑強な男性に多かったので、軍隊での結核感染は激しいものでした。軍隊での結核蔓延は大問題になります。富国強兵、中国侵略を目指す我が国にとってゆゆしき事態でした。

実験治療社主催の講演会（1940年10月）で、戦時中の我が国の結核問題について、伝染病研究所の佐藤秀三（東大、大正4年卒）が講演で、次のように述べています。

「結核は結核菌が身体に入って結核になるわけで、予防はその結核菌が身体に入ることを阻止できればよいわけである。結核菌が発見されてから50年、その方面の努力はしているが、一向に結核は減っていない。そこで結核の予防を論じるにあたって、最初に結核が、どれほど我が国に蔓延しているかを知ることが必要である。またその年齢、地方分布をみておくことは必要なことである。さらにこの分布を、人為的にどう変えることができるのかを考えるためには、その実態を掴むことが結核の予防に繋がるので、疫学方面のことを話したい。

我が国では不幸にして結核の死亡率が非常に高い。1年に人口10万に対して200人が死亡している。それを年齢別に見てみると、図表1のような数字になる。これは人口10万人についてであるが、例えば、女子が20歳になると550人という数字になっていた。平均に対して2倍半以上の死亡率を示している。男子も同じようである。これは25歳の所にあるが、人口10万については500人以上、約2倍半になっている。これは年齢別の結核死亡である。我が国に非常に特有な現象であり、他の諸外国ではあまりみない。支那（中国）においてもこの現象はない。これは日本人の風俗、習慣および産業状態というようなものが関係すると思うので、それについて話したい。

この図表1の山は、年齢の丁度15歳から25歳、30歳位の所に死亡率が非常に高いということを示している。根本的な人的資源の損失と、国防上における損害は、非常に重大なものである。

英国では図表2のように、年齢があとの方になってから、山の高さが上がってくる。これは、諸外国、先進国における一般的な形で、日本のような形は非常に特有である。支那でも満州でもイギリス型になっている。台湾に行っても本島人と内地人と比較すると、内地人（日本人）はやはり図表1のような山の形を取るし、本島人は山の形はずっと高くなるが、年齢はずっと遅れることが明らかである。これは諸君とともに非常によく考えなければならないことである。

図表１　年齢別結核死亡表

死亡率は各年齢階級人口 10 万に対する率
昭和 13 年調査

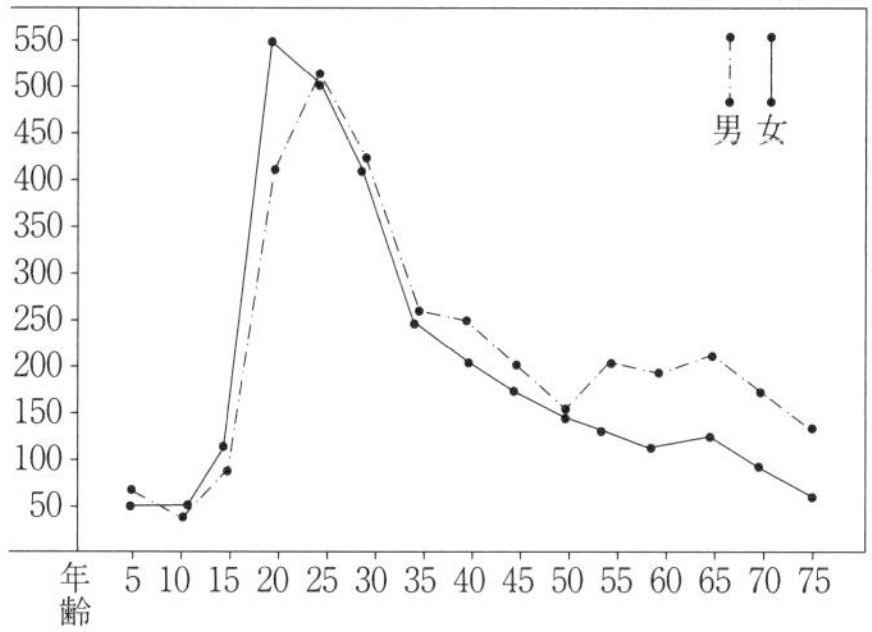

（筆者注）以下、全ての図表の出典は本書巻末に記載。
また、旧字体を新字体に直すなどの手直しをした。

図表２　年齢別結核死亡表

死亡率は各年齢階級人口 10 万に対する率
昭和３年調査（イングランドおよびウェールス）

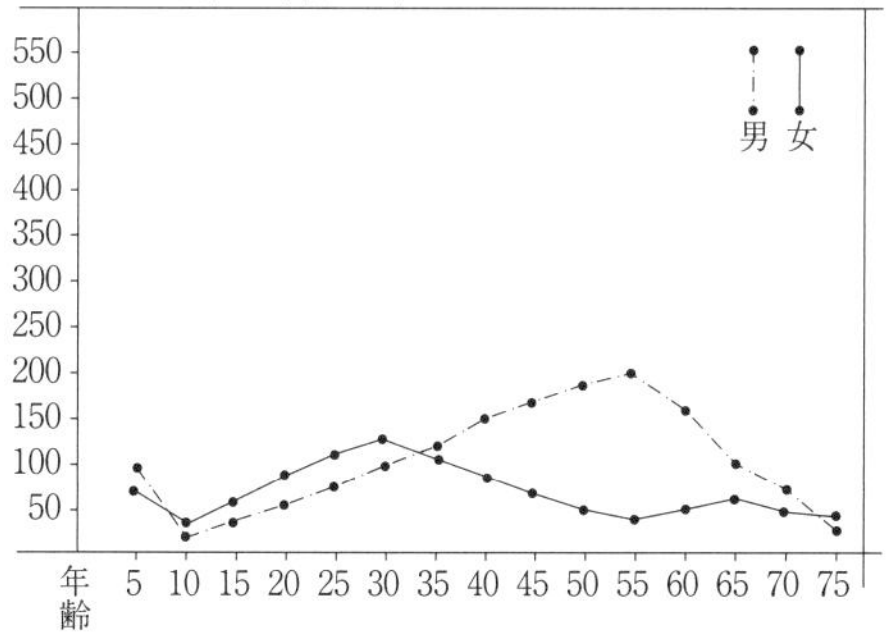

図表３　都鄙結核感染率の差

ツベルクリン皮内反応陽性者の百分比
（昭和 13 年厚生省体力局調査）

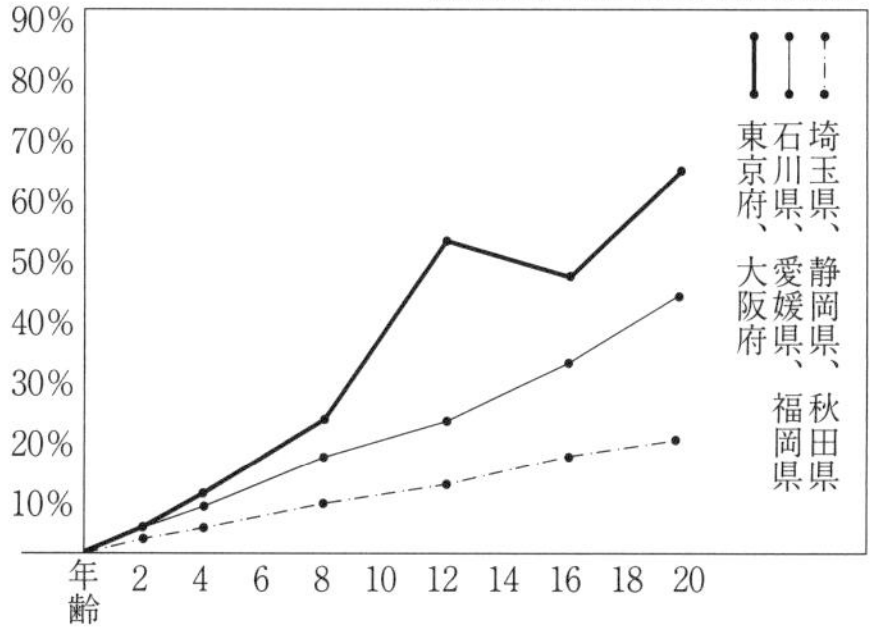

この山の高い所を減らせば、これだけで英国と同じようになる。英国の死亡統計は人口10万に対して70人位である、この山を減らしただけで10万について１００数人かが減少できる。

我が国の結核の事業も、この山を減らすことができれば、まず成功したとみて差し支えないのである。

そこで、この山がいかにして高くなっているかを研究することが、結核病の最も重大な課題である。この山がどういうふうにしてできるかということをいろいろ分析してみると、子ども（尋常小学校頃）には結核感染は多くないが、鉱山や都会の工場に働きに出ると、ばたばたと感染が多くなる。ここにいたって感染が非常に多くて感染すると、その10％か20％が発病する。これはツベルクリン反応が陰性であったが、陽性になった時にどれだけ発病しているかということについては、しっかりした統計が出ていない。１割くらいというが、悪い時には1割以上が発病する。発病しても慢性化してゆっくり死ぬと考えれば、図表1にはならない。したがって、結核は若い時に感染し、ばたばたと急性の病のように死んでしまう。このような想定が事実であるかどうかを検討してみたい。

この想定が正しいかどうかをみるためには、ツベルクリン反応をみるのが一番正確である。ツベルクリン反応は若いものに低く、年齢とともに高くなるし、陽性率は、田舎では低いが都会では高い。この関係をグラフにしたものが図表3である。石川県、愛媛県、福岡県は中間の所を通っているが、大体において田舎に少なく、都会に多いことがわかる。次に死亡率であるが、田舎に非常に少なく、東京、京都、大阪あたりに非常に多い。

図表 4　結核死亡者発病より死亡までの経過年月数別

（奈良県衛生技師　砂川正亮氏調査）

経過年月	男		女		合計	
	死亡数	累計	死亡数	累計	死亡数	累計
15 日以内	13 人	13 人	11 人	11 人	24 人	24 人
1 ヶ月以内	30	43	29	40	59	83
2 ヶ月	38	81	35	75	73	156
3 ヶ月	47	128	45	120	93	248
4 ヶ月	46	174	36	156	82	330
5 ヶ月	62	236	63	219	125	455
6 ヶ月	62	298	80	299	142	597
7 ヶ月	52	350	60	359	112	709
8 ヶ月	47	397	50	409	97	806
9 ヶ月	50	447	34	443	84	896
10 ヶ月	41	488	36	479	77	967
11 ヶ月	24	512	25	504	49	1016
1 ヶ年	101	613	84	588	185	1210
1 年半	156	769	175	763	331	1532
2 ヶ年	74	843	67	830	141	1673
2 年半	42	885	41	871	83	1756
3 ヶ年	46	931	18	889	64	1820
3 年半	16	947	10	899	26	1846
4 ヶ年	20	967	11	910	31	1877
4 年半	10	977	10	920	20	1897
5 ヶ年	14	991	8	928	22	1919
6 ヶ年	9	1000	5	933	14	1933
7 ヶ年	7	1007	2	935	9	1942
8 ヶ年	4	1011	2	937	6	1948
9 ヶ年	3	1014	0	937	3	1951
10 ヶ年	4	1018	2	939	6	1957

感染したらどの位発病するか、発病したらどれだけが死ぬか、ということも考えなければならない。これも生活の方法とかいろいろなことが関係するため、この数字もはっきりしないが、死ぬ者がどれ位の速度で死んでいるかという統計がある。

特に奈良県砂川技師がつくられたものによると、男女約1000名ずつ、男は1018人、女は939人、合計1957人という死亡者について、警察の手をかり、医者の手も煩わせて、県の衛生技師らの手を使って、かなり詳細に調べた。

そうすると驚くべきことに、10年間に死ぬ1000人のうち、500人が11か月で死んでいる。7割5分はどれだけかというと、1年半の所で出ているから、この時期に7割5分の死亡者がいることになる。こういうような急激な死に方をするのである。後はゆっくり死んでいく。大部分は2年も経たないうちに死んでいることが明らかである。そうすると感染して発病したら、短期間に死んでしまうということになる。丁度あの山の高い時期に我が国では感染が多く、感染して発病して短期間で死ぬということが、証明されたことになる（図表4）」

と1940年当時の結核の激しさを語っています。

第2章 背蔭河《はいいんが》での東郷部隊の実験

1節　東郷部隊

東郷部隊の隊長となる石井四郎（京大、大正9年卒）は大学卒業と同時に陸軍軍医学校に入り、近衛兵連隊に配属されます。軍医中佐に任官され、1924（大正13）年から1926年までの2年間、母校の京都大学に国内留学します。博士論文では「グラム陽性雙（双）球菌に就いての研究」（第1〜第3回報告）で博士号を取っています。この論文の内容では、1924（大正13）年夏に四国、中国、北陸で流行性脳炎の流行があり、患者数6000人で死亡率55％に達するもので、香川県地方の流行は極めて激しかったと述べています。このため京都帝大医学部研究班の一員として石井四郎も出動しています。

脊髄液、咽頭液、死体の脳室、脳膜下腔液、脳脊髄液よりグラム陽性雙球菌を発見し、この細菌の生物学的研究、血清学的研究を3回に分けて報告したのが石井四郎の「博士論文」でした。グラム陽性雙球菌とは現在で言う肺炎球菌のことです。肺炎球菌は市中肺炎（在宅でも、病院でも感染します）の主な原因にもなります。

その後、京都衛戍《えいじゅ》病院に勤務しますが、突然、自費で2年間、海外情勢調査に出かけます。この旅行ではシンガポール、セイロン、エジプト、ギリシャ、トルコ、イタリア、フランス、スイス、ドイツ、オーストリア、ハンガリー、チェコスロバキア、ベルギー、オランダ、デンマーク、スウェーデン、ノルウェー、フィンランド、ポーランド、ソ連、エストニア、ラトビア、東プロイセン、カナダ、アメリカの25か国を訪問します。行動の目的は各国の細菌戦の準備状態を調査したとされます。

この頃から海外出張は、偽装されるようになります。彼は欧州旅行ではなく満州（背蔭河《はいいんが》）での人体実験の準備をしていたと考えるのが妥当だと思われます。

小泉親彦《ちかひこ》（東大、明治41年卒）は、東大の不真面目な医学生であったと記録されています。時々階段教室から抜け出し、よく汁粉屋に行っていました。そのような不真面目な学生でしたから、当然彼の成績はよくありませんでした。小泉は大学を落第しないで卒業すればいいと考えていたようです。とにかく卒業しましたが、怠けながら卒業したのです。

卒業後は直ちに軍医に任官し、その後、陸軍軍医学校に入学し、生理衛生学を専攻しています。勉強は卒業してから行うものとして、軍医になってから猛勉強します。

1910（明治43）年には軍需工場で働く者の生活実態を調査し、「工人の生計および衛生」、1916年には、「日射病（熱中症）の本態に関する実験的研究」を発表し、東京医学会（東大医学部卒業生の会）から、両論文とも優秀論文賞を受賞しています。1914（大正3）年6月、30歳で陸軍軍医学校の衛生学教室教官に任命されました。この時一時毒ガスの研究に走り、1918年には毒ガスの防毒マスクの試作品をつくり、自ら生体実験を行いましたが、排気室不備のため瀕死の重体になります。

「軍人は戦場で死ぬのが本懐（本望）なら、研究者が研究室で死ぬのは本懐である」と言い張り、入院はせず、教官室のベッドで過ごしたという話は有名です。

彼は、１９１９（大正８）年１月から１９２０年９月まで欧米各国へ留学します。

ちょうど第一次世界大戦が終わった頃で、戦勝国イギリスでは、１９１９年６月３日に英国保健省ができていました。これを見た小泉は、我が国にも内務省（今の厚生労働省と警視庁を合わせたもの）から独立した、英国保健省のような組織を作ることを夢見るようになります。この時すでに英国では結核問題を解決していたのです。留学を終え帰国すると、１９２１（大正10）年には軍医学校教官（衛生学）に就任しています。

１９２１年７月には、陸軍の胸膜炎（結核菌にかかり、胸水がたまるため胸部レントゲン写真で白く撮影される）調査委員になり、我が国の結核問題の早期解決を決意しています。

一方、彼は人一倍、心底、現人神（この世に人間の姿をして現れた神）天皇の崇拝者でもありました。昭和天皇は彼の９歳年下でした。

陸軍軍医学校は関東大震災のため１９２３（大正12）年９月11日11時58分頃、瓦解してしまいました。

その後、新築がなり、天皇（昭和天皇）が昭和４年11月７日、陸軍軍医学校新築を祝い、陸軍軍医学校に、初めて行幸《ぎょうこう》したと記録されています。この様子が『陸軍軍医学校50年史』に書かれています。現代語訳すると次のとおりになります。

「天皇は、９時30分皇居を出発し、９時45分に陸軍軍医学校の便殿（天皇、皇后などの休息所）に到着。学校長より陸軍軍医学校の沿革および現況について説明を受けた。その後休憩し、10時から見学を開始した。見学は第1講堂に始まり、次いで標本室、軍陣衛生学教室および第2講堂に移られ、各室ともご熱心にご見学された。特に軍陣衛生学教室にては第1室より第9室まで小泉教官の説明をお聴きになられた。特に兵衣、兵食における業績については、お褒めいただき、予定の時間を若干遅れた。最後に小泉は天皇と一緒に屋上まで上がったところ、朝から降っていた細雨《さいう》（霧雨）がにわかに止んで、陽光が雲よりもれ、都下の風景が手に取るように見えた。小泉教官は主要な建物の説明をした。

それに対して天皇は、いちいちうなずいていた。その後天皇は、再び便殿に午前11時30分に入り、少し休息して11時40分に帰られた」

陸軍軍医学校50年史でみる限り、天皇は小泉にわざわざ会いにきたようです。

その年の暮れも迫った12月24日、小泉は天皇からおぼし召しがあり、天皇皇后を前にして「被服地について」と題してご進講（講義）をしています。話の内容について宮内庁によれば記録はないとのことでしたが、ご進講は午後4時から始まり、天皇からの質問などがあり、1時間50分におよんだとのことです。小泉は涙が止まらないほど感激し、皇居を去りました。「これは小泉教官の光栄ばかりではなく、陸軍衛生部全体の名誉でもあった」と『陸軍軍医学校50年史』には書かれています。

しかし、小泉はこれ以降、被服地の事については触れなかったとのことです。

小泉親彦で町興しをしようしている方が、福井県鯖江市にいました。鯖江市は眼鏡のフレームの国内生産95％を占めている町として有名です。彼の名前は窪田義男といいます。著書に『志操の人、小泉親彦』があります。筆者も小泉親彦に興味がありましたので、２０１４（平成26）年7月19日、大阪での胆汁酸研究会の後、一泊で鯖江市に窪田義男を訪ねたことがあります。一日中町の案内をしていただきました。彼の話では「小泉は生涯独身で、妹と二人暮らしで、女中が一人いたということです。ご進講の夜は予定がすぎてもなかなか戻らないので女中が迎えに行ったところ、べろべろに酔って、しかも、残り酒を持って帰ってきたという」とのことでした。

小泉は大酒のみでしたが、気にいった相手としか酒は飲みませんでした。ご進講の夜の泥酔の一幕からは、昭和天皇ともお互いに心許せる仲になったと思われます。

背蔭河では、第一次世界大戦後に結ばれたジュネーブ条約で禁止された細菌戦の研究が行われた訳ですから、天皇の許可なくしてこのような重大事を行うことはできなかったと考えるのが自然です。この2回の天皇と小泉親彦の会談で、天皇は小泉を信じ、小泉に賭けてみたのではないかと考えられます。

小泉は、天皇と会談後の１９３２年4月には、近衛師団軍医部長になり、石井四郎を首班とする5人の軍医で防疫研究室を創設します。さらに、１９３３年8月には陸軍軍医学校長に就任しています。それから間もなく、防疫研究室も狭くなったとして、翌年、近衛騎兵隊の敷地約５０００坪に新防疫研究室を新築しました。

２階建てで建坪は延べ５００坪（１６５０㎡）で、4月に２００万円の予算で着工し、10月には竣工しました。建物の広さは北海道庁赤レンガ館1階フロアとほぼ同じです。この時、軍医は7人、要員35人と大所帯になりました。

小泉には生涯の友がいます。それは宮川米次（東大、明治43年卒）です。旧制岡山第六高等学校（医学部予科）で寮の食事問題で共に闘った仲であり、東大でも彼らは一緒でした。小泉親彦は旧制岡山第六高等学校（医学部予科）の2回生で、宮川米次は4回生でした。六校会を東京で開くといつでも小泉は大将になってやってくるし、酒も非常に強い。必ず4合びんからコップでぐいっと飲むという格好でした。しかし、気に入らないと一滴も飲まない。そういうところは歳をとっても同じでした。石井四郎は小泉親彦の12歳年下でひと回り違います。

2節　人体実験の開始

『陸軍軍医学校50年史』の「1931年の状況報告、第4・研究」に、「防疫学教室および防疫部においては、軍隊における結核予防、予防接種（BCGワクチン）の免疫効果および諸種免疫法の効果の比較研究に努めると共に、作業の合理化による能率増進、経費節減に関し調査研究しつつある。着々と研究を進めると共に、培地および培養方法の改良により、生産能率の増進および価格低減に関して望ましい域に達しつつある」という記載があります。これは、この年から結核予防の人体実験が軍主導で始まったということです。

「培地および培養方法の改良」は、石井四郎が特許をとった大量の細菌（BCG）培養を可能にした細菌培養缶（特許第１００６５１号、１９３３年４月17日許可）が完成しつつあることを意味します。また、もう一つの特許は「濾水用応急停止」（特許１０３４５８号、１９３３年11月許可）による石井式濾過装置です。

伝染病研究所の機関誌『実験医学雑誌』の雑報（会報）によると、「１９３０年の４月22日宮川米次が支那（中国）へ出張し、その翌23日娘婿、岡西順二郎（東大、昭和４年卒）技手も支那へ出張した」と記載されています。彼らは共に背蔭河の下見に行ったと思われます。『実験医学雑誌』の雑報は、各月の出来事を纏めたものです。

１９５５（昭和30）年の医事新報の座談会「小泉親彦を語る」のなかで、小泉親彦は１９３１年２月16日～10月まで訪米しますが、この時のことを元軍医中将の井澤健二は、「ロシアでは赤露軍と白露軍が戦っている時です。ロシア人でパウロフの弟子でカザン大学の生理学教授をしていたボルデレフという人が家族を連れて日本に避難してきていました。小泉親彦がこの教授一家の面倒をよく見ていましたが、日本での生活が経済的になりたたないということで、気の毒にも再び一家を挙げてアメリカに逃れていきました。それからずっと、時が経って、昭和６年に小泉閣下が２度目に洋行されて、アメリカの大学で栄養に関する講演をされた時に、大正８年頃は未だ８、９歳であったボルデレフ氏の娘が、アメリカで立派な娘になって、自ら進んで閣下の秘書となって、レクチュアのタイプライターを打つなどしてくれたと小泉閣下が自慢しておられました」と小泉親彦のことを語っています。

しかし、『志操の人、小泉親彦』著者、窪田義男氏の話では、小泉はドイツ語には堪能でしたが、英語は駄目なので、この話は嘘でしょうと否定しています。

アメリカ出張は偽装で、この時期、小泉親彦は背陰河に行っていたと考えられます。

１９３１年の『実験医学雑誌』の雑報では、宮川の右腕と言われた高木逸磨（東大、明治44卒）と大和田信道（東大、昭和３年卒）が１９３１年３月16日～11月26日までブラジルへ出張していたと記載されています。しかし、当時の状況からはブラジルへの出張を隠れ蓑にし、彼らもまた背蔭河の実験開始に立ち会ったと考えられます。

第12回国会参議院厚生委員会（１９５１年）に証人として呼ばれた柳澤謙は、「私は１９３１（昭和６）年から現在までの約20年間、東大付置伝染病研究所、国立公衆衛生院、結核予防会、国立予防衛生研究所において、ＢＣＧに関する研究を、研究室内および野外研究いたしたものでございます」と証言しています。柳澤謙は東大医学部１９３１年卒。卒業してすぐ、１９３１年４月30日付けで伝染病研究所に採用されています。

一方、同じ伝染病研究所の矢追秀武（東大、大正９年卒）著『私の70年史』では、「柳澤謙を知ったのは、１９３７年４月30日であった」と書かれています。このことは、柳澤謙は伝染病研究所には所属していたが、１９３１年から１９３７年までの６年間、伝染病研究所にはいなかったことを証明していることになります。柳澤謙は卒業と同時に背蔭河の実験施設に参加していたとすると、両者の証言の隙間が埋まります。

２００７年８月から12月まで短期間でしたが、筆者は小高健（東大、昭和29年卒、第18代伝染病研究所所長）とメールのやり取りをすることができました。いろいろ伝染病研究所のことを教えていただき、柳澤謙の『我が一生の思い出』(非売品)の30頁~135頁も貰うことができました。小高健は『伝染病研究所』『長与又郎日記』『日本近代医学史』の著者として有名です。『結核予防接種に関する報告書』の謎を解くために、柳澤謙の遺稿集の全文を読破しない限り、BCGと人体実験の全容を解明できないと判断して彼の遺稿集を必死で探しました。

その結果、彼の故郷が新潟県中頸城郡《なかくびきぐん》津有村《つありむら》であることが分かりました。ここは現在の高田市にあたります。2007年12月、高田市立図書館へ電話したところ、図書館で所蔵しているとのことでした。早速札幌市立中央図書館に貸し出しを依頼して送ってもらい、暮れも押し迫った12月28日に札幌ですべてを閲覧することができました。そして、ついに核心に触れることができたのです。

柳澤謙の遺稿集『わが一生の思い出』は、第1編は誕生から結婚まで、第2編は研究生活とその周辺、第3編は海外旅行の印象記の3編構成となっています。

この自叙伝は、1977(昭和52)年8月、彼が国立予防衛生研究所(現国立感染症研究所)所長を70歳で退職後、毎年夏の1か月半、山中湖の別荘にこもり、執筆していたものです。『わが一生の思い出』は未完でしたが、彼の息子は父の遺志を実現しようと考え、遺稿集を出版します。皮肉なことに、この遺稿集が世に出されたことで、『結核予防接種に関する報告書』の全貌を明らかにすることができたと考えています。

柳澤謙は学生時代の思い出を『わが一生の思い出』の中で次のように述べています。

「東大医学部在学中、夏休みに東京市療養所(現、国立国際医療センター)に、2か月半くらい毎日通って結核の勉強をした。ここでは結核の臨床ばかりでなく、病理、細菌、血清学、免疫学などの研究を行なっており、学生の私にも親切に指導してくださった。夏休みも終りに近づき、9月半ばには大学もはじまるので、お世話になった先生方にお礼の挨拶にゆくと、岡治道先生を除く先生方は来年の夏もまたおいでといわれた。岡先生だけは、来年の夏は結核の基礎研究をやっている伝染病研究所の佐藤秀三のところへ行きたまえ、僕が紹介してやるからといわれた。三年生の夏休みには、いわれるままに佐藤秀三のもとで勉強することにした。

そこで私は見習い学生として、まず菌の染色、培養を習い、ついでモルモットを用いての実験、結核菌の感染方法、経過の観察、ツベルクリン反応の検査、解剖所見など一通り教えてもらった。その頃は結核症に対しては予防接種もなく、治療の特効薬もなかった。万が一発病したら、安静にして栄養のあるものを摂り、きれいな空気を吸うということ以外に治療法はなかった。早期診断としてのツベルクリン反応の陽性転化が、結核の感染と如何なる関係にあるかも、いまだ研究中という時代であった。

伝染病研究所は東大の付属研究機関であったが、その気風は極めてなごやかで、上下の区別もさしてなく、教授連と一緒に野球をしたり、夜はビールをくみかわすといった風で、僅か2か月半程の見習い生活であったが、10年の住み家のように感じた。この時私は、卒業後はここで結核の研究を一生やろうと決意したのである。当時の伝染病研究所は今のような立派な建物ではなく、本館も研究棟も病院も、ほとんどがペンキのはげた古い木造で、私の記憶では科学部とペスト室が赤いレンガの建物であった。驚いたことは、3万坪近くある構内の西側に、馬小屋だけが鉄筋コンクリートで幾棟かできていたことである。

1931（昭和6）年3月東大を卒業すると、私は決意新たに伝染病研究所に入所した。東大医学部からは、田中（正稔）、岡本、栗本と私の4人、農学部からは佐藤（久藏）1人、会わせて5人が基礎研究部門に入った。臨床部門の方へは、川瀬、斉藤、塚原、木下、戸田、中村（茂）、土屋の7人が入ったので、昭和6年卒業生が言い合わせた訳ではないのに、1度に12人も伝染病研究所の門をくぐったことになる」と語っています。

ところが4年目には何を実習したのか、その記載はありませんでした。背蔭河に行くための特殊研究をしていたのかもしれません。

世界に先がけて結核の初感染発病説を唱えた岡治道（東大、大正6年卒）と共に小林義雄（東大、大正3年卒）は1926（昭和元）年から1931年にかけて1000倍希釈ツベルクリン反応の研究を行い、結核に感染するとツベルクリン反応が陽性転化することを発見していました。

柳澤謙と共に『結核の予防接種に関する報告書』に登場する人が当時どのような状況であったかを述べます。

小林義雄が大湊（青森の軍港）に転属になったのは、1931年4月のことです。これは大湊ではなく背蔭河に転属になったと考えた方が自然です。

海軍の田中肥後太郎（東大、大正1年卒）、陸軍の桃井直幹（東大、大正3年卒）については、いつでも背蔭河での任務につける状況でした。

西野忠次郎（東大、明治37年卒）は1920（大正9）年11月、慶応大医学部の内科主任教授となり、1931年には内科学会会頭として、4月1日〜4日に第28回内科学会総会を主催していました。
戸田忠雄（東大、大正13年卒）は、１９２８（昭和３）年11月23日から丸２年間、結核研究特に化学的ならびに免疫学的療法の研究目的でドイツに留学していましたが、１９３１年満州医科大学の細菌学教室の教授になっていました。１９３１年頃には背蔭河の実験にはいつでも駆けつけることは可能でした。彼の後任には１９３６年８月から北野政次（東大、大正９年卒）がなっています。１９３５年には帰国し九州大学に移り、１９３６年には教授になっています。

今村荒男（東大、大正元年卒）は、伝染病研究所から１９２９（昭和４年）年９月、大阪医科大学に赴任しましたが、その時伝染病研究所からＢＣＧ株の分与を受けます。伝染病研究所のＢＣＧとは違い、彼のＢＣＧはカルメットと同じ方法で胆汁を加えて継代培養していたのです。そのため胆汁を加えないで継代培養していた伝染病研究所のものとは区別され、竹尾株（大阪微生物研究所＝大阪微研）と呼ばれていました。

彼は赴任後、教室をあげてＢＣＧの研究に取り組み、モルモットで数多くの実験を行い、実績をあげます。その結果、ＢＣＧはモルモットに毒性がないばかりか、モルモットの実験で結核感染を予防できることを動物実験で初めて証明するのです。

さらに今村は、１９３０年４月２日から４日までの第８回日本結核病学会（会長今村荒男）の一般演題で、「人にＢＣＧを経口的に16人に投与したが、投与前ツベルクリン反応が陰性の14人は、投与後も陰性のままであった。皮下にＢＣＧ、０・００１mg接種した２人は、接種局所の発赤は認めるも局所リンパ腺に変化はなかった。１か月後にツベルクリン反応をみたが陽性転化しなかった」と発表します。我が国初の人体接種試験であり、彼は当時のＢＣＧ研究では、日本の最先端を走っていたのです。

３節　ツベルクリン反応検査について（第２報）

今では誰もがツベルクリン反応は、結核の診断に必要不可欠なものと理解しています。しかし、このツベルクリン反応の診断基準が何処でつくられたのかは知らされていません。ツベルクリン反応の診断基準は、１９４１（昭和16）年に柳澤謙らによって「ツベルクリン反応検査について」（第２報）と題する論文で公になります。

各種希釈ツベルクリン液および対照液（濃縮ブイヨン）に対する反応の観察に際しては被験者として東京府下のＡおよびＢ工場の養成工中、年齢15歳および16歳の主として農村出身の男子を選んで実施したと記載されています。

ツベルクリン液は左上腕内側に０・１cc皮内注射、対照液は右上腕内側に０・１cc皮内注射しました。

使用した各種希釈ツベルクリン液および希釈対照液（濃縮ブイヨン希釈液）はいずれも伝染病研究所製の原液を０・５％石炭酸加生理的食塩水で希釈したものです。

また、ツベルクリン液および対照液の皮内注射部位の計測は、発赤の大きさで検討しました。

柳澤らは、各種希釈ツベルクリン液および対照液に対する反応の観察で得られた結果は、縦軸にツベルクリン反応の検査を受けた人数、横軸に発赤の大きさをとり、度数分布曲線を作成しました。

① 2000倍希釈ツベルクリン反応液による成績

柳澤らの検討により得られた成績、ツベルクリン反応液による横軸を発赤の大きさにしてとられた度数分布曲線は2峰性を示す曲線でした。別名、双峰《ふたこぶ》曲線とも言います。

2000倍希釈液のツベルクリン反応検査は、A工場およびB工場の養成工で実施したものです。この反応は双峰《ふたこぶ》曲線よりなり、2つの峰と1つの谷からなっていました。ツベルクリン反応24時間後判定は1032人で行いましたが、有反応者の3～4㎜のところに第1の峰があり、7～8㎜で谷をつくり、第2の峰は11～20㎜のところにありました。

48時間後判定は1153人で行っていますが、有反応者は3～4㎜に第1の峰があり、谷は7～8㎜のところに、第2の峰は11～20㎜のところにありました。

2000倍希釈液のツベルクリン反応では、24時間後の検査結果と48時間後の検査結果はよく相関していました（図表1）。

② 1000倍希釈ツベルクリン反応液による成績

1000倍希釈液ツベルクリン反応検査は、B工場養成工が対象でした。24時間後観察は371

図表2　1000倍稀釈ツベルクリン液による発赤の大さの度数分布曲線

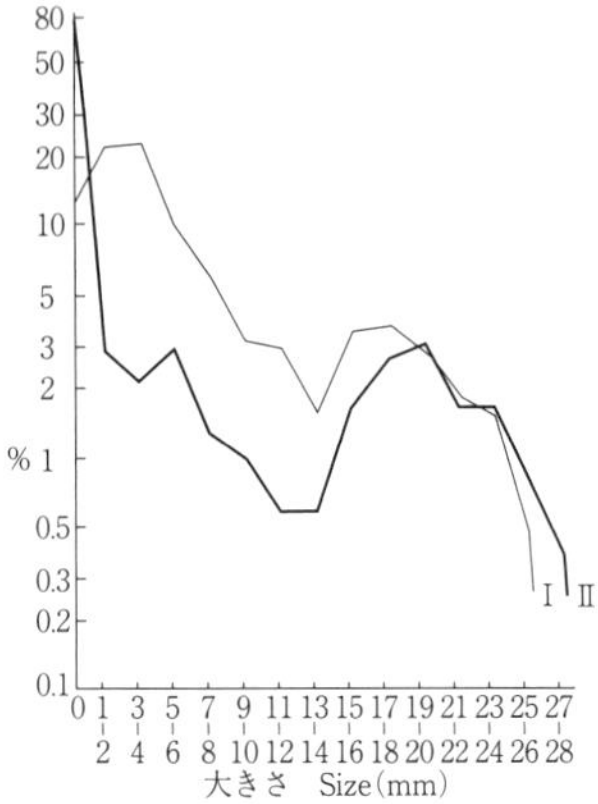

Ⅰ：24時間後判定による場合
Ⅱ：48時間後判定による場合

図表1　2000倍稀釈ツベルクリン液による発赤の大さの度数分布曲線

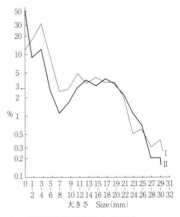

Ⅰ：24時間後判定による場合
Ⅱ：48時間後判定による場合

図表4　稀釈ツベルクリン液による発赤の大さの度数分布曲線と同一稀釈対照液による発赤の大さの度数分布曲線の比較

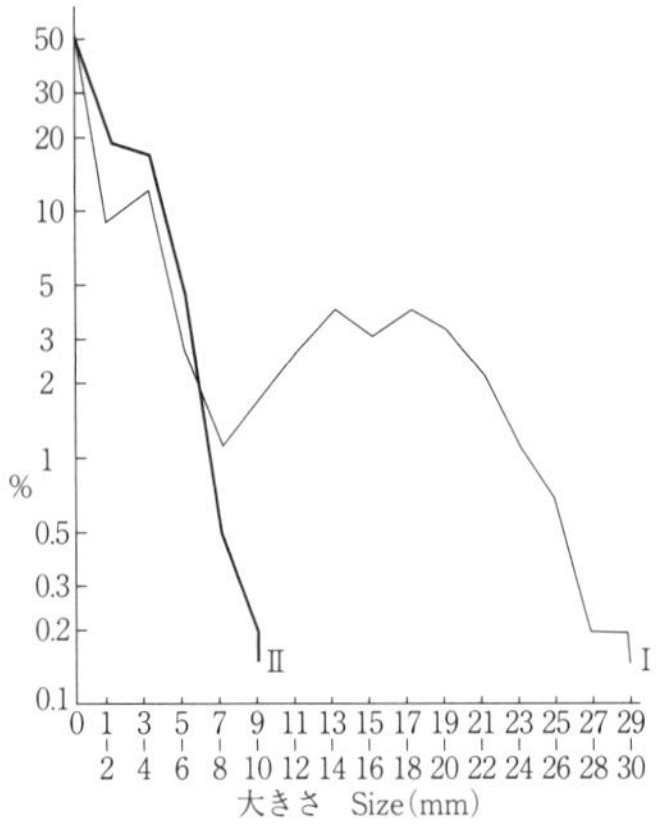

Ⅰ：2000倍希釈ツベルクリン液48時間後判定による場合　Ⅱ：同上対照液48時間後判定による場合

図表3　2000倍稀釈対照液による発赤の大さの度数分布曲線

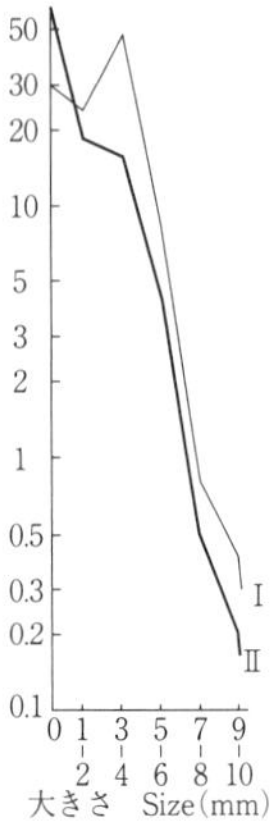

Ⅰ：24時間後判定による場合
Ⅱ：48時間後判定による場合

図表5　2000倍稀釈ツベルクリン液による発赤の大さの度数分布曲線の分析

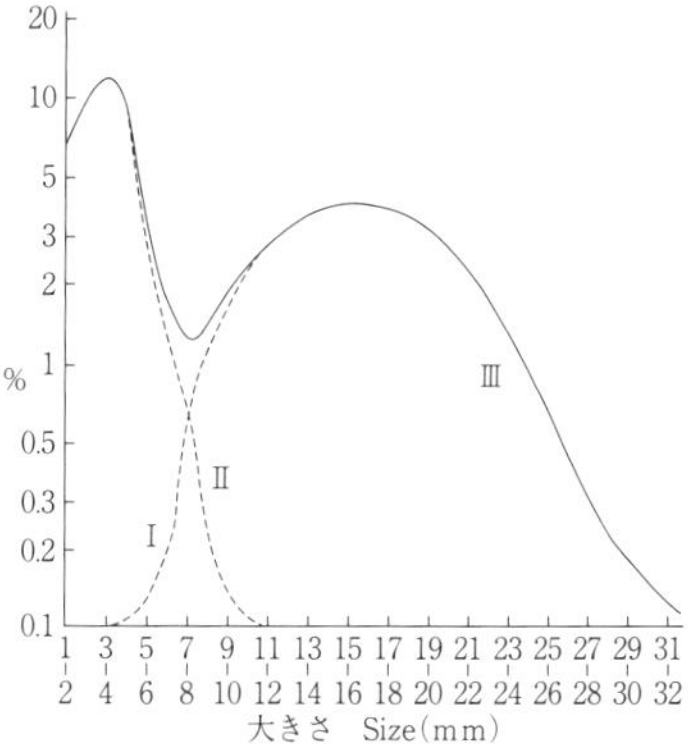

Ⅰ：特異反応曲線　Ⅱ：非特異反応曲線　Ⅲ：ツベルクリン液反応曲線

図表6　2000倍稀釈ツ液によるツ反応の発赤の大きさの度数分布曲線と対照液による発赤の大きさの度数分布曲線との比較

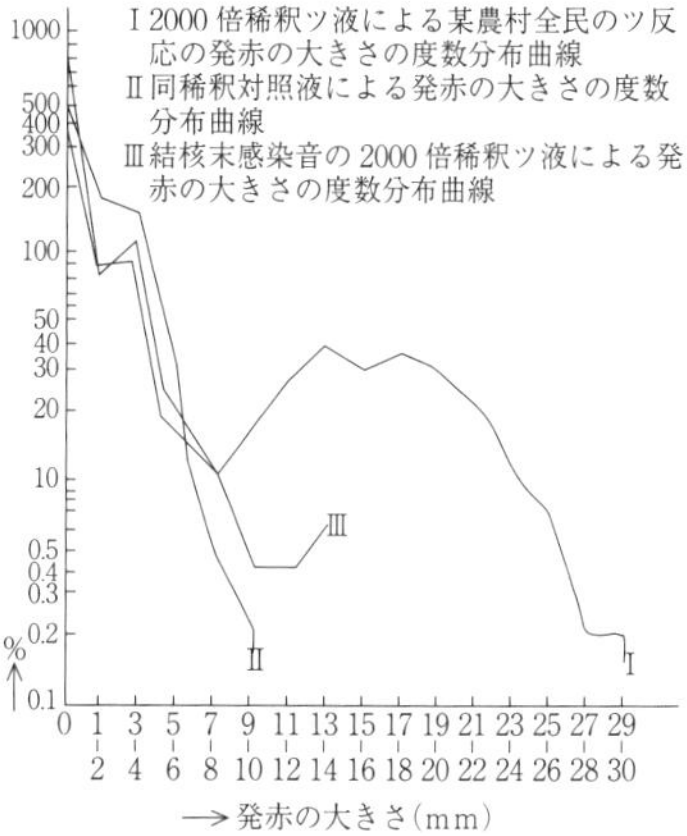

人で48時間後観察は479人でした。24時間後の有反応は3～4㎜において第1の峰を、13～14㎜のところに谷を、15～24㎜のところに第2の峰のある双峰曲線でした。

48時間後の反応は、有反応者では5～6㎜で第1の峰を作り、谷は11～14㎜のところにありました。第2の峰は19～24㎜の範囲にありました。発赤は2000倍希釈ツベルクリン反応液に比較して1000倍希釈ツベルクリン反応液の方が右の方に移動していました（図表2）。1000倍希釈のツベルクリン反応は、これ以上の分析はなされていません。背蔭河で結核（ツベルクリン反応）の研究をしていた小林義雄が、死亡したためと考えられます。

③2000倍対照液（ブイヨン）による検査は、24時間後で判定したもの（648人）、48時間後に観察したもの（657人）で、対照液と

ツベルクリン反応の間には、全く相関関係は認めませんでした（図表3）。

④２０００倍希釈液によるツベルクリン反応48時間後の発赤の大きさの度数分布曲線（Ⅰ）とツベルクリン活性を含まない濃縮ブイヨン２０００倍希釈液の単峰曲線（Ⅱ）の比較では７㎜で交叉し、10㎜で終わります（図表４）。

２０００倍希釈ツベルクリン反応と２０００倍希釈ブイヨンを重ね、模式図をつくったところ、ツベルクリン反応の判定基準ができました。４㎜以下が陰性、５〜９㎜が擬陽性となり、10㎜以上が陽性になる基準ができ上がりました（図表５）。

しかしながら、柳澤は１９４７（昭和22）年彼の著書『結核とツベルクリン反応』でツベルクリン反応は前述の記載と矛盾して、約４０００人の農民に実施したと述べています。

戦後の発表では、結核未感染者の学童以下の低年齢者に対し、２０００倍希釈ツベルクリン反応の発赤の大きさの度数分布曲線（Ⅲ）が追加になっています（図表６）。

さて、戦前の１９４１年の論文で使用されたデータと、戦後に発表された論文に使用されたデータは同じものが使われていましたが、戦前は工場で実施したもの、戦後は農村で実施したもの、との矛盾する説明は大きな謎でした。

この不思議な説明についての謎解きは時間がかかりましたが、工場は一部の医学者だけに通じる「隠語」であると理解できた時、今までの謎をきれいに解くことができたのです。

背蔭河（東郷部隊）は人体実験場だったのです。

それにしても学童以下の子どもたちが、結核の実験に供されていた施設は何処なのだろうか、この謎が解けるにはやや時間がかかりました。実はツベルクリンの判定基準は東郷部隊の開始と同時に取り組まれた人体実験でつくられたのです。

日本でつくられた結核のツベルクリン反応を用いた診断基準は極めて精緻で画期的なものでした。しかしそれは、この実験で作為的に強制的に結核に感染させた群、約21％と感染させていない群に対してツベルクリン反応液を接種して得られた結果を元につくられたものでした。ですから、検査する側の人にとって結核菌に感染させられた被験者が誰なのか特定できるので、ツベルクリン反応を用いた診断基準は容易に得られ、大変正確なものでした。

しかし、ツベルクリン反応液は１９７５（昭和50）年7月からアメリカで１９３０年代から使用されていたＰＰＤ（精製ツベルクリン液）に変更されました。

4節　ツベルクリン反応検査について（第1報）

極めて精緻で画期的なツベルクリン反応の診断基準が発表される前年の１９４０年1月、「ツベルクリン反応検査方法について（第1報）」が第2報と同じ、柳澤謙らによって報告されています。第1報は埼玉県入間郡富岡村の疫学調査の結果をまとめたものです。

この疫学調査についての苦労話を、執筆者の柳澤謙は、遺稿集『わが一生の思い出』で、次のように述べています。彼は、この時は公衆衛生院の助教授をしていました。

「この疫学調査は、私にとって初めての経験だった。この疫学調査は、実に辛い仕事であった。というのは純農村で農繁期を選んだため、朝4時に起きて、田畑に出る村民を要所で引きとめて、ツベルクリン反応をしなければ、村全体の疫学調査にはならなかったからである。

受診者は痛い注射などはいやなので、われわれの待ち構えている要所を逃れて、自分の田畑に行ってしまうので、夜の明けない前から懐中電気で田畑に通じる畦道を照らして、要所をどうしても通るような工夫もしたものである。丁度犯人を追いかける刑事みたいな気分になることもあり、小石や土や泥をかけられて、えらい目にあったことも再三であった」と述べています。「今なら3、4人行けば村民4000人くらいのツベルクリン反応は、1週間とはかからないと思うが、当時は1か月もかかったのだから驚くほかはない」と回想しています。

この疫学調査には伝染病研究所製ツベルクリン液と対照液を使用していました。

埼玉県入間郡富岡村の疫学調査は、1939年8月中旬から9月上旬にかけて、村民4267名中3664名について行いました。被検者年齢は、0歳から15、16歳までの乳幼児、児童が最も多数で、対照者の半分以上でした。

観察は、注射した日の翌々日（48時間後）に行いました。観察方法は発赤、硬結、水疱、壊死、出血を観察目的とし、ツベルクリン観察用の物差しで測定しました。

発赤を分母に、硬結の大きさを分子に、二重発赤は（H）、水疱（B）、壊死（N）、出血（BT）として、その傍に付記しました。

発赤の度数分布は3㎜において最高の山を描き、ついで6㎜ないし9㎜の間において谷をつくった後、10㎜〜15㎜の間において一応第2の低い山を描く双峰曲線を形成しています。しかし、この疫学調査は実際の農村のデータであるため第2報のようなきれいな双峰曲線は得られませんでした（図表7）。

検査医員による計測誤差は　見掛け上、いろいろ異なった「ツベルクリン」反応例を20人の検査医員として選んだ公衆衛生院医学部学生に、それぞれ発赤、硬結、浮腫（二重発赤）の計測をしてもらいました。その結果、発赤においては検査医員の計測基準差は割合に少ないのですが、硬結、浮腫の計測は、検査医員による驚くべき計測誤差が認められました。これらの検討により、検査医員の計測誤差が少ないのは発赤で、次いで硬結、最も計測のあてにならないのが浮腫である、という報告がなされたのです。

この論文はツベルクリン反応の診断基準に用いる反応は発赤の計測であることを証明し、続く第2報のベースとなる先行研究という位置づけで報告されています。しかし、真実は異なります。柳澤謙の『我が一生の思い出』によると、彼が帰国後の昭和12年、「ジュネーブの国際連盟衛生部（現在のWHO）から送ってもらって、伝染病研究所のツベルクリン反応液の力価を比較すると半分でした」。つまり、第1報の報告以前に我が国のツベルクリン反応の基準はできていました。しかし、第1報のような疫学調査では、ツベルクリン反応の判定基準をつくるのは不可能でしたので、背蔭河でつくった基準（第2報）を翌年出したのです。

図表7　発赤及び硬結の大きさの度数分布曲線

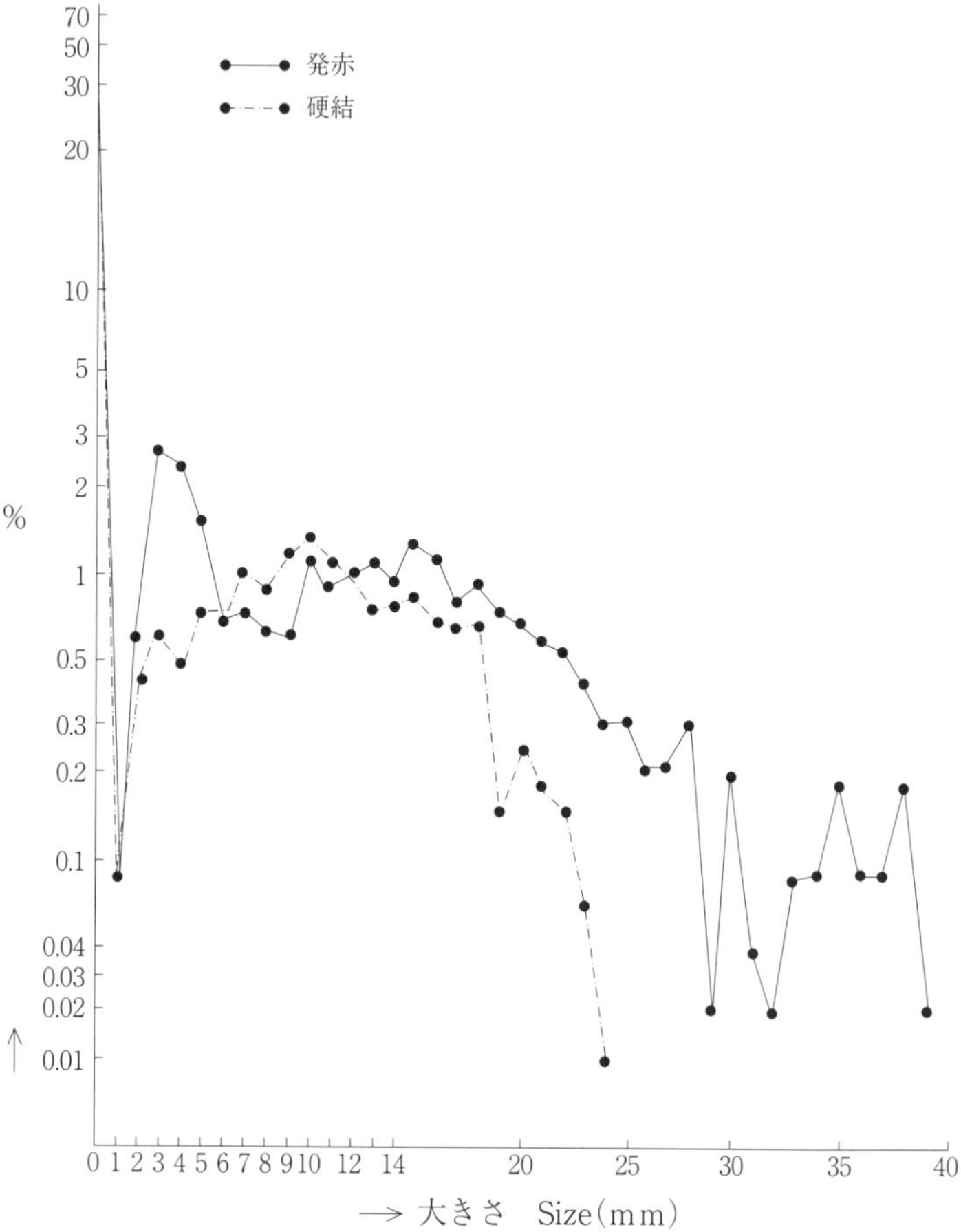

5節　二木秀雄のインタビュー

背蔭河でのツベルクリン反応の検査基準作成後、彼らは各種結核菌およびBCGの用量とツベルクリン反応検査の相関関係を検討しています。ここで、全容を明らかにすることはできませんが、1947年11月15日、二木《ふたき》秀雄（金沢大、昭和8年卒）がアメリカの細菌戦の専門家E・V・ヒルのインタビューを受けて、その内容の一部を次のように話しています。

呼吸器感染

人型結核菌の吸入の影響を見ることを目的に、5人のツベルクリン反応陽性者と5人のツベルクリン反応陰性者で比較しました。方法は1・0mg（湿重量）の菌を含む乳液を1・0cc生理食塩水に溶解したものをゴムバルブの噴霧器から鼻腔・口腔マスクを身につけた対象者に投与されました。対象者は、毎日、喀痰、血培、体温、赤沈と胸部X線を確認されました。喀痰検体は3日に1回採取しました。培養培地は、岡・片倉培地で、ペテロフの培地を改良したものです。

結果

ツベルクリン陰性の場合、暴露後1日で体温が38℃に上昇し、1日続きました。2週間後、38・

5℃の突然の体温上昇が出現しました。1か月後に徐々に軽快しました。

喀痰培養は発熱に伴い、すべての対象者で陽性反応が出現する場合があり、赤沈は上昇しましたが、X線の変化は認めませんでした。扁桃腺の腫脹は確認されず、死亡者はいませんでした。発熱症状が出る直前（投与2週間後）にツベルクリン反応は陽性となりました。

他方、ツベルクリン反応陽性の場合の結果は、ツベルクリン反応陰性のグループと比較すると、吸入に続く体温上昇は大きく長く続き、39・5℃が2から3日間続きました。正常に戻り、落ち着くまでに3か月を要しました。しかしながら、ツベルクリン反応陰性のグループと同じように、5人のうち2人で、喀痰が2から3週目に陽性となりました。X線は変化がなく、死亡者はいませんでした。発熱の間、赤沈は上昇しました。

ツベルクリン反応陰性者とツベルクリン反応陽性者への投与実験から得られた結論は、
①1・0㎎の結核菌の吸入についてツベルクリン反応陽性者と陰性者の反応比較では、X線変化を除く臨床経過に有意な差を認めた。
②ツベルクリン反応陽性者は、結核菌を吸入することによる感染により抵抗性が高い。
③ツベルクリン反応陰性者は、喀痰に菌が出現する前にツベルクリン反応が陽性となった。
④血液培養は両方の場合で陰性であった。

静脈内感染A

ツベルクリン反応陽性者におけるＢＣＧと人型結核菌の投与量による反応性を見ることを目的に

各種用量毎に比較しました。方法は、接種量は１人に対して10・０、１・０、０・１、０・０１、０・００１㎎（湿重量）で、この群では10症例に投与されました。

結果は、ＢＣＧでは静注日から体温の急激な上昇があり、最高40℃に達する発熱が２～３日続き、約２か月間体温は高めに推移しました。血液培養では、２～３週で陽性となりました。この時の胸部写真では、肺の粟粒結核（結核菌が血液に乗って全身に広がる状態）の所見を示しました。赤沈は、熱性の持続期間は亢進しました。患者たちは発熱後２か月後に回復しました。

上記記載は10・０から１・０㎎の菌量投与を受けたものに生じました。上記より少ない投与量の例は、症状と所見はより重症とならず、胸部写真の変化もありませんでした。０・００１㎎の少ない投与を受けた者は、２週間後、喀痰で菌が陽性になりましたが、比較的軽い発熱のみでした。この群では全例回復しました。

他方、人型結核菌での結果は、臨床経過と変化は他の群と比べて、すべての投与量で粟粒結核を生じ、10・０と１・０㎎を注射された例は１か月以内に致死的でした。上記投与量より少ない他の例でも重症となり、より長く生存しましたが、おそらく後で死亡しました。実験は３か月後に中止され、これらの患者はそれ以降、経過を追うことはできませんでした。

ツベルクリン反応陽性者における、ＢＣＧと人型結核菌の投与量による反応性を見る投与実験から得られた結論は、
①ツベルクリン反応陽性者においては、人型結核菌を静注すると、ＢＣＧよりははるかに病原性は強かった。

②　ＢＣＧは静注すると、粟粒結核が生じた。

静脈内感染Ｂ

ツベルクリン反応陽性者とツベルクリン反応陰性者に対する人型結核菌の投与量の作用を見ることを目的に、用量毎に比較しました。方法は、10・0、1・0、0・1、0・01、0・001mgの投与量（湿重量）を注射により投与しました。

結果は、ツベルクリン反応陽性例における反応は、前述の静脈注射Ａ群に記載されたものと同様でした。10・0と1・0mgの投与を受けた例においては、注射後すぐに発熱を伴う嵐のような経過をとり、1か月で死が訪れました。

しかしながら、0・1mgの投与を受けた1例は重症でしたが生存しました。0・01mgの投与を受けた例では、喀痰は3週目に2日間陽性となり、発熱は軽度でした。0・001mgの例では、軽度発熱のみであり、喀痰も陽性になりませんでした。これより少ない用量では、何の変化も生じませんでした。

他方、ツベルクリン反応陰性者の結果は、注射後すぐに発熱を示す例は少ないものでした。しかしながら、10・0mgと1・0mgの用量では、1か月で致死的な経過となりました。0・1mgの用量では、3か月で致命的となりました。これらの症例では剖検で粟粒結核が明らかとなった。0・01mgの用量では吸入で観察されたと同様の反応を生じました。0・001mgの投与を受けた1例は、3週目に喀痰が陽性になりました。より少ない用量では何の変化も生じませんでした。ツベルクリン反応は全例3週目に陽性となりました。

ツベルクリン反応陽性者とツベルクリン反応陰性者に対する人型結核菌の投与量の作用を見ることを目的に用量毎に比較した投与実験の結論は、

① 人型結核菌の静注は、臨床的にはそれほど重症ではなかったが、ツベルクリン反応陽性者より陰性者の方が死亡率は高かった。

② 粟粒結核を生じた。

③ ツベルクリン反応は陰性例で陽転した。

皮内接種

ツベルクリン反応陽性者にBCGと人型結核菌を皮内接種により投与した時の各種投与量の作用を見ることを目的に、用量毎に比較しました。方法は、肩甲骨の高さの皮内から各々0・1、0・01、0・001、0・0001、0・00001mgの用量を含む0・1ccが注射されました。BCGは右側に、人型結核菌は左側に注射により投与された3症例が使用されました。

結果は、いずれの場合にも、0・01mg以上の投与量では、腋窩と頸部リンパ節炎を伴う膿瘍を生じました。肺の変化は生じませんでした。BCG投与は3か月で消退しましたが、人型結核菌の感染は研究が継続されていた6か月間進行しました。観察は戦争の終了と同時に終わりました。

ツベルクリン反応陽性者に、BCGと人型結核菌を皮内接種により投与した時の各種投与量の作用を見ることを目的に用量毎に比較投与した実験の結論は、

①人型結核菌は、ツベルクリン反応陽性者に皮内注射すると、6か月以上続く慢性、進行性の炎症を生じた。
②BCGも同様な反応を生じたが持続時間は短く、より重症でない感染であった。

皮下接種

実験は皮内注射と同様な方法でした。しかしながら、その作用はより重症でした。感染用量は0・001〜0・0001mgの間でした。人型結核菌では、1か月後に膿瘍が頚神経叢に排出され、6か月の観察期間の間中、軽快することなく進行し続けました。BCGの病変は重症ではなく、3か月で治癒しました。

経口投与

ツベルクリン反応陽性者に対するミルクに入れた100mgの乾燥人型結核菌の経口投与は、何の病状も生じませんでした。

予防接種

満州の子どもたちに、BCGが腋窩に皮下接種された2〜3週間後、以前陰性だったツベルクリン反応が陽転しました。
ここでいう満州とは長春の満州国衛生技術廠（満州伝研）のことです。

以上が二木秀雄の供述した内容です。

結核菌とＢＣＧの投与量とツベルクリン反応の陽性、陰性の比較が行われたと考えられ、この実験は背蔭河でツベルクリンの判定基準をつくった直後の実験であると、筆者は考えています。二木のインタビューからは、結核菌を投与すると２〜３週でツベルクリン反応が陽転化すること、ツベルクリン反応陽性者は結核菌に抵抗性があること、静脈注射で結核菌を感染させた場合の致死量が０・１mgであること、が人体実験により明らかになったことをインタビューに答えるという方法で明快に述べています。

6節　モルモットとＢＣＧ

１９２７（昭和２）年の第5回日本結核病学会の宿題報告で、今村荒男と佐藤秀三は結核ワクチンの有効性を見るための条件を提示しました。その条件は「動物はモルモットが最適で、結核菌は強毒性のものが必要であること、モルモットは個体差があるのでワクチンを投与する実験群とワクチンを投与しない対照群は10匹用意することが必要なこと。結核菌の投与量は10万分の1、1万分の1、１０００分の1、１００分の1、10分の1の5段階にすること、結核菌は、量とは関係なく60日を経過すれば最大に増殖するので、結核菌投与10週後に剖検するのが理想であること」と決めました。

ＢＣＧは１９０８（明治41）年、カルメットとゲランがパスツール研究所で牛型結核菌から分離した結核菌です。強い毒性を持っていましたが、その後、５％グリセリン加牛胆汁馬鈴薯培養器で継代培養しているうちに次第に毒性が失われ、約13年後すなわち継代培養２３０代後、無毒化に成功しました。ＢＣＧは発見者の名前をとって名付けられたものです。

我が国では１９２４年、志賀潔（東大、明治29年卒）が万国結核予防会議、赤痢血清委員会などに出席するためにヨーロッパへ行った際、パスツール研究所のカルメットから直接にＢＣＧを分与してもらい、日本へ持ち帰って来ました。日本に着いたＢＣＧは、伝染病研究所では胆汁を加えない方法で継代培養が続けられました。

図表８は実際のモルモットに対するＢＣＧの毒性試験の結果です。『結核予防接種に関する報告書』に記載されているものですが、ＢＣＧを10㎎、１㎎、０・１㎎、０・０１㎎をモルモットにそれぞれ皮下接種してその接種局所と局所リンパ腺の変化を週をおって観察し、接種後13週間を経過してから解剖して結核性変化の有無を調べています。この結果を見ると、１㎎接種のモルモットまでに接種局所および局所リンパ腺に軽い結核性変化が見られるだけで、しかも、この変化は良性でしばらくするとよくなっています。また、13週後の剖検では肉眼的にはどこにも結核性の変化は認めていません（図表８）。

１９３５年の柳澤謙『ＢＣＧの実験的研究（第一回報告）』では、モルモットに対するＢＣＧ接種量とツベルクリン反応（レンメル反応）の関係と結核菌に対する予防効果について検討しています。

図表8　BCGの毒性

モルモット番号	結核性変化／皮下接種量 ＼ 接種後	2週 局所	2週 局所淋巴腺	4週 局所	4週 局所淋巴腺	6週 局所	6週 局所淋巴腺	10週 局所	10週 局所淋巴腺	13週 剖検
1	10mg	潰瘍	大豆大	硬結	大豆大		米粒大			(－)
2		硬結	大豆大	硬結	大豆大		大豆大			(－)
3		潰瘍	大豆大	潰瘍	大豆大		大豆大			(－)
4		硬結	米粒大	硬結	大豆大		米粒大			(－)
5		硬結	大豆大	硬結	大豆大	硬結	米粒大			(－)
6	1mg			硬結	米粒大		米粒大			(－)
7					米粒大		米粒大			(－)
8					米粒大					(－)
9				硬結	米粒大					(－)
10				硬結	米粒大		米粒大			(－)
11	0.1mg									(－)
12										(－)
13										(－)
14										(－)
15										(－)
16	0.01mg									(－)
17										(－)
18										(－)
19										(－)
20										(－)

（柳澤委員報告）


使用したBCGは10mg〜0・0001mgまでです。

　BCGのモルモットへの接種量とレンメル反応の陽性率にはまったく相関はありませんでした(図表9)。

　人の皮膚がモルモットの100倍感度が高い訳ですから、レンメル反応の希釈倍数はツベルクリン反応の希釈倍数の10倍か20倍になるはずです。しかし、柳澤謙は最後までモルモットのツベルクリン反応の希釈倍数は明らかにしていませんでした。

図表9　BCG接種量とレンメル反応

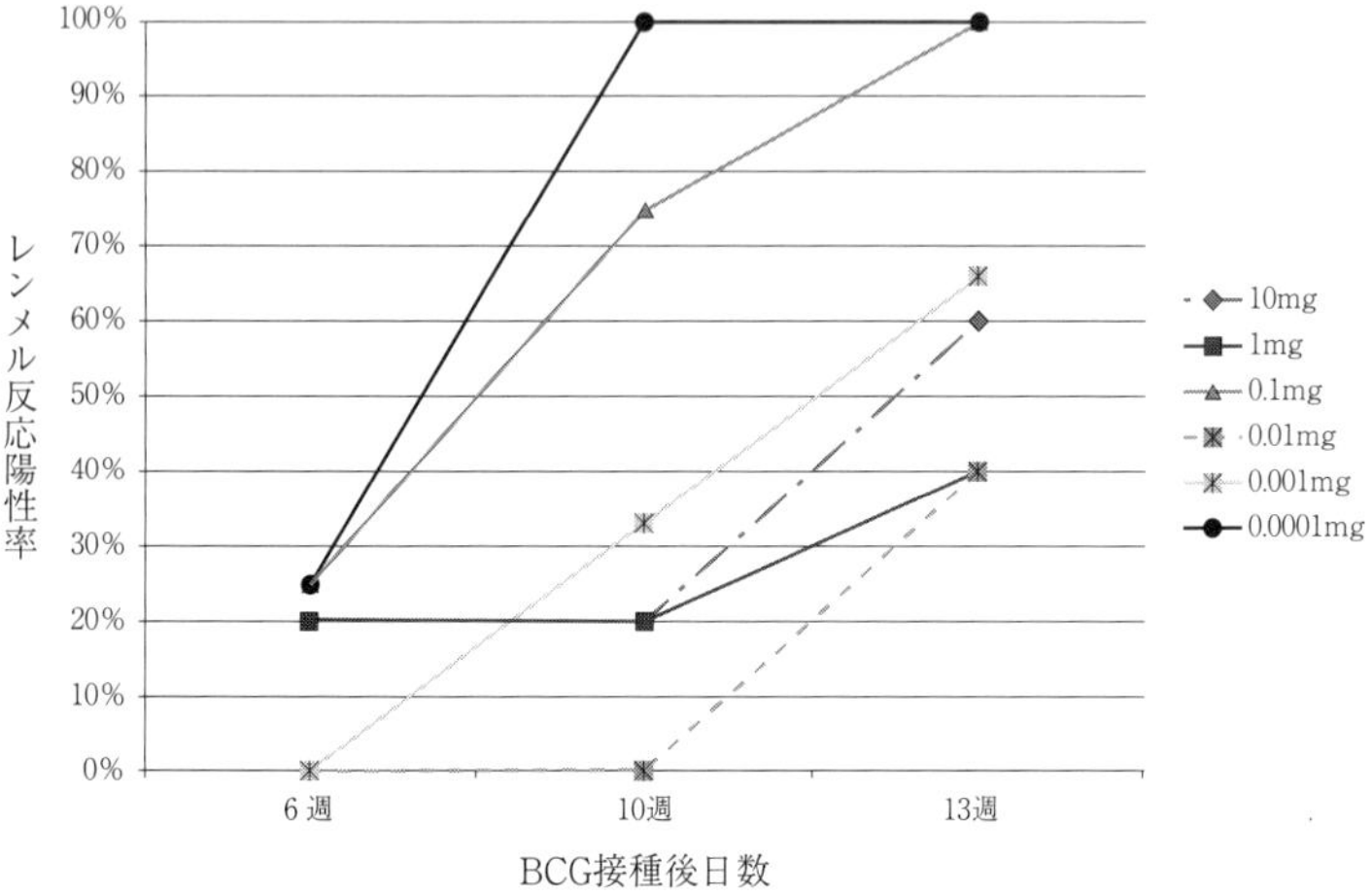

さらにモルモットに接種した様々な量のBCGの結核予防効果をみるために、14匹のモルモットに0・01㎎の結核菌を投与し、10週で剖検しています。また、対照群は新たに10匹準備しましたが、1匹は死亡したので9匹が対照になっています。9匹を対照群として0・01㎎の結核菌を投与し、10週で剖検しています。

次に柳澤謙がBCG判定に使用した佐藤秀三の分類を理解してもらう必要があります。

モルモットの結核性病変の記載法がそれです。リンパ腺の結核性腫脹度は変化なし－、米粒大＋、大豆大⧺、豌豆《えんどう》大⧻、空豆《そらまめ》大卌、内臓の結核性結節数では変化なし－、少数＋、少々多数⧺、多数⧻、甚だ多数卌と記載しました（図表10）。

モルモットのリンパ腺は、両膝襞《しっぺき》腺、両鼠蹊腺、両腋窩腺、後胸骨腺、後腹膜腺、門脈腺、気管支腺の10か所のリンパ腺の大きさの変化を観察して、腫脹の大きさを＋～卌で表し、内臓では肝臓、肺臓、

図表10　モルモットの結核性病変の記載法

淋巴腺の結核性腫脹度	そら豆大	卌	臓器の結核性結節数	甚だ多数	卌
	豌豆大	卅		多数	卅
	大豆大	廾		少々多数	廾
	米粒大	＋		少数	＋
	変化なし	−		変化なし	−

脾臓、腎臓の結核性変化を観察して＋〜卌で表し、モルモットごとに集計し、剖検所見としてまとめます（図表11）。次に集計されたモルモットの解剖所見をヒストグラム（棒グラフ）にします。ヒストグラムでは病変の重いものを一番下に置き、それより軽いものを下から順に重ねます。同点の場合には内臓結核病変の重いものが下にくるようにします。

対照群は、剖検所見の重い順に並べると、モルモット番号37番（31点）、36番（30点）、34番（30点）、38番（26点）、35番（26点）、31番（24点）、40番（23点）、32番（23点）、33番（19点）で「面積２３２」になります。

ＢＣＧ接種群では、解剖所見の重い順からモルモット番号19番（16点）、5番（14点）、13番（14点）、30番（14点）、25番（13点）、15番（13点）、８番（13点）、４番（13点）、20番（13点）、２番（12点）、17番（10点）、10番（９点）、７番（９点）、29番（７点）で「面積１２３」となり、面積の計算はＢＣＧ接種効果の比較に役立つことが理解できます。対照群、実験群ともに、ヒストグラムが同点になった場合は、内臓結核が重い方を下に記載することになっていました。

右に対照群を左には実験群（ＢＣＧ接種群）を記載します。ＢＣＧ接種はモルモットにも効果はありましたが、人と違い、ＢＣＧ接種量との相関関係はありませんでした（図表12）。

図表 11　人型結核菌感染による剖検所見

感染量 − 0.01mg

BCG 接種量 − 10.0mg − 0.0001mg

BCG 接種：感染前 13 週

	モルモット番号	局所潰瘍（cm）	淋巴腺										内臓				
			左膝襞腺	左鼠蹊腺	右膝襞腺	右鼠蹊腺	左腋窩腺	右腋窩腺	後胸骨腺	後腹膜腺	門脈腺	気管腺	肺臓	肝臓	脾臓	脾臓重量（g）	腎臓
BCG接種群	2	0.2	++++	−	−	−	−	−	−	+++	+++	−	+	+	−	1.0	−
	4	0	++++	−	−	−	+++	−	+++	+	−	+	+	−	−	0.9	−
	5	0	++++	−	−	−	−	−	−	+++	++	++	+	+	+	0.7	−
	7	0	++++	+	−	−	−	−	−	++++	−	−	−	−	−	0.8	−
	8	0	++++	+	−	−	−	−	−	+++	++++	−	−	+	−	0.8	−
	10	0	++++	−	−	−	−	−	−	++	++	+	−	−	−	0.7	−
	13	0	++++	+	−	−	−	−	+++	++	++	−	+	−	+	0.7	−
	15	0	++++	+	−	−	−	−	−	++	++	+++	−	−	+	0.7	−
	17	0.5	++++	−	−	−	−	−	++	−	++	+	+	−	−	0.9	−
	19	0	++++	−	−	−	−	−	++	+	+++	++++	+	+	−	1.0	−
	20	0	++++	++	−	−	++++	−	−	+++	−	−	−	−	−	0.8	−
	25	0	−	−	−	−	−	−	++	++	++++	++	+	+	+	1.5	−
	29	0.5	++++	−	−	−	−	−	−	十	++	−	−	−	−	0.5	−
	30	0	++++	+++	−	−	−	−	−	+++	++	++	−	−	−	0.8	−
対照群	31	0	++++	−	+++	−	+	−	++	++	++++	++++	+	+	++	1.2	−
	32	0.5	+++	−	−	−	++	−	−	++	+++	++++	++	+++	++++	5.1	−
	33	0	−	−	++	++	−	−	−	+	+++	++++	+++	++++	−	1.5	−
	34	0	++++	−	++++	−	++	++	++++	++	+++	++++	++	++	+	1.5	−
	35	0.5	++++	++	+++	−	++	++	−	++	+++	++	+	+	++++	2.0	−
	36	0	++++	+	−	−	++	++	++++	++	++++	+++	++	+++	+++	2.0	−
	37	1.0	++++	++	++	−	++	−	+++	+++	++++	++++	+	++	++++	4.0	−
	38	1.0	++++	++	−	−	++	++	−	++	++++	++++	+	+	++++	2.8	−
	40	0	++	+	−	+	−	−	+	++	++++	++++	++	++	++++	2.2	−

図表12　人型結核菌投与（皮下注0.01mg）におけるBCGの効果

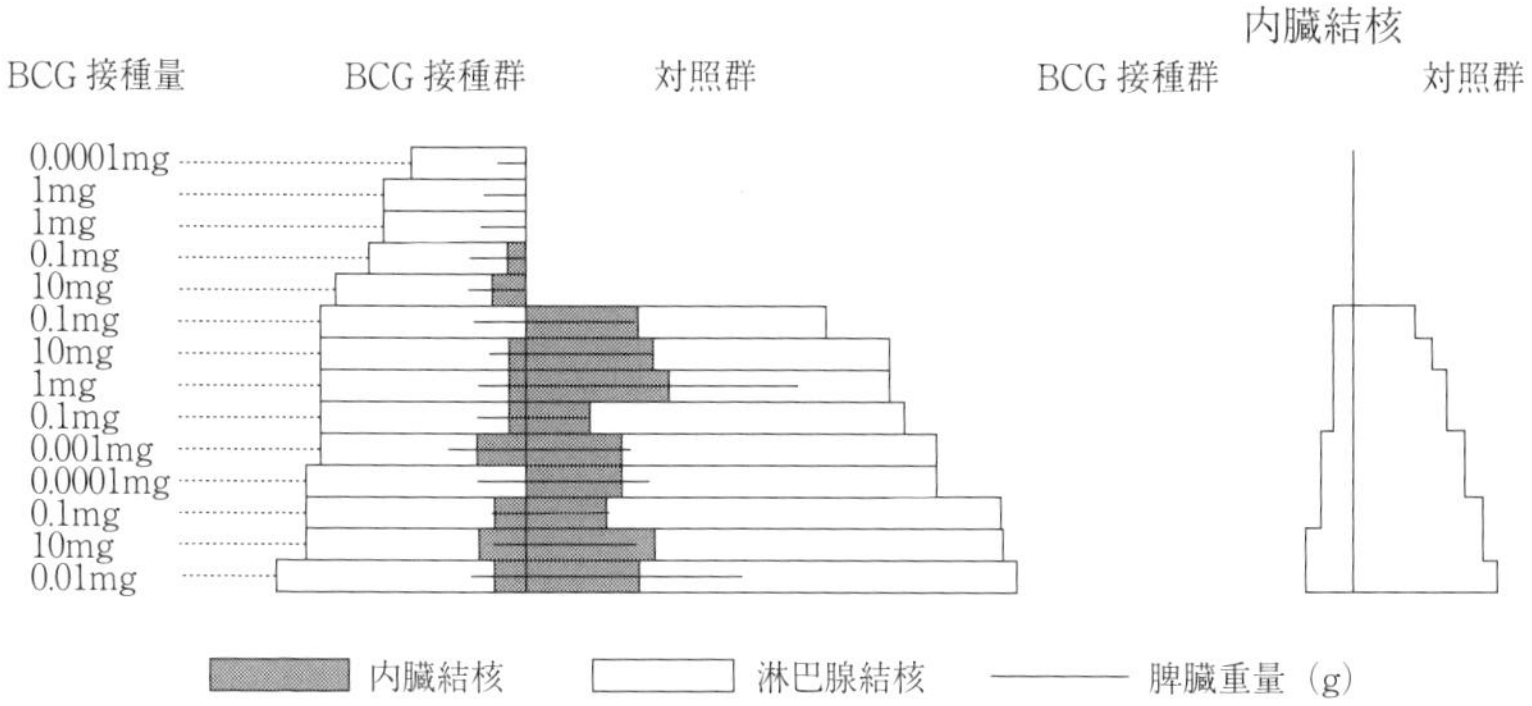

また、ＢＣＧと結核菌を同時に投与しても、結核菌投与後ＢＣＧ接種を２週遅れて毎週１・０mg、その後毎週１・０mgを接種した場合には、結核を阻止することも促進することもできなかったと述べています。

7節　人とＢＣＧ

背蔭河での『結核予防接種に関する報告書』で98組の実験が行われ、51組（52％）は結核菌を静脈注射で投与していました。結核菌の投与方法が書かれていない実験はすべて静脈注射でした。結核菌の投与量については各実験者毎に決められていました。柳澤謙は０・１mg静注、桃井直幹は０・０１mg静注で田中肥後太郎は０・００１mg静注が主体でした。戸田忠雄は０・０１mg皮下注射でした。

今村荒男の実験は癖がありました。結核菌は皮下投与で行われていたのですが、彼の癖は量の異なる結核菌を人体の６か所に分割投与することだったのです。

投与方法は、1928年の雑誌『結核』に掲載されたモルモットに対する結核菌の投与方法と同じです。皮膚の6か所に異なる量の結核菌を接種している実験が多数見られたのです。結核菌は皮下に投与すると、膿瘍ができて長く持続します。

彼の実験は、日本学術振興会第8小（結核予防）委員会、各種接種法による免疫実験成績（皮下、気道内、静脈内、腹腔内、経口）、各種製法によるBCGワクチンの免疫効果比較実験成績、各種接種量による免疫効果比較実験成績、各種接種方法による免疫比較実験成績、BCGワクチン接種後の経過日数と免疫効果との関係、BCGワクチンの有効期間の研究がくまなく行われており、第8小委員会の報告書で検討されたすべての項目の研究を行っていたのは彼のみでした。

柳澤謙の実験は、1940（昭和15）年の『医学講演会講演集』や1947年の『BCGとツベルクリン』に詳細に記録されていましたので、これらの本を中心に解説します。

これらの文献は『結核予防接種に関する報告書』の解説書でもありました。

結核予防効果判定は、左右の膝窩腺、膝襞《しっぺき》、鼠蹊腺（鼠径腺）、腋窩腺、後胸骨腺、後腹膜腺、門脈腺、気管支腺の10か所のリンパ腺の結核性腫脹度を+〜卌で観察し、次に内臓の結核性変化の腫脹度の観察では肺臓、肝臓、脾臓、腎臓の結核性結節数を観察します。変化のないもの−、少数+、少々多数卄、多数を卅、はなはだ多数を卌として記載しています。内臓結核をこのように4段階に分類する点では、モルモットと何ら変わりなかったのです。

人の分類は、『陸軍軍医学校防疫研究報告』で知ることになります。モルモットの内臓の分類法は人と同じです。しかし、モルモットのリンパ腺腫脹の分類とは違い、小豆大におよばざるもの−、

図表13　人の結核性病変の記載法

淋巴腺腫脹度	そら豆大以上	++++	結核性結節の多募	甚だ多数	++++
	豌豆大	+++		多数	+++
	大豆大	++		少々多数	++
	小豆大	+		少数	+
	小豆大未満	−		変化なし	−

小豆大+、大豆大は++、えんどう豆大+++、空豆大以上++++となっていました（図表13）。

人の実験は、対照群と実験群を、一斉にエーテルで殺し、直後に解剖しました。

柳澤謙は、解剖所見表（図表14）を理解できないと、第1実験は理解できないとしています。図表14は第1実験の0・1mg結核菌静注後の、対照群と実験群（BCG接種群）の剖検結果を表にしたものです。

第1実験は、図表14の解剖所見を元に作ったヒストグラムです（図表15）。アミ部分は内臓結核、アミのないものはリンパ腺の変化を表しています。

この表を元に第1実験の解剖所見のヒストグラムを作成すると、対照群は最も重い病変が一番下にきます。モルモット（人）番号622番は34点ですから一番下になり、628番は33点ですから下から2番目に入ります。31点のモルモット番号635は下から3番目になります。

BCG接種群では、モルモット（人）番号524番が32点と一番重い病変になっていますので、一番下にきます。

モルモット（人）番号529番とモルモット（人）番号518番と

図表 14　第 1 実験の結核性変化

感染量：0.1mg

BCG 接種：感染前 7 週に 1mg 皮下接種

実験群	モルモット番号	局所潰瘍(cm)	淋巴腺										内臓				
			左膝膕腺	左鼠径腺	右膝膕腺	右鼠径腺	左腋窩腺	右腋窩腺	後胸骨腺	後腹膜腺	門脈腺	気管腺	肺臓	肝臓	脾臓	脾臓重量(g)	腎臓
対照群	621	0.5	+++	−	+	−	−	+	++++	+	+++	++++	+++	+++	++++	3.0	−
	622	0.5	++++	+	++	−	+	++	+++	+++	+++	+++	++++	++++	++++	4.0	−
	623	0.8	+++	++	++	−	−	+	−	−	−	++	++	++++	++++	9.0	−
	624	0.5	++++	++	++	−	−	−	++	++	++	++	+++	++++	++++	16.0	−
	626	0.2	+++	−	++	−	−	++	++	++	+++	++++	+++	++++	++++	3.5	−
	627	0.3	++++	+	++	−	+	−	+	++	++++	+++	+	++	++++	2.5	−
	628	0.2	+++	+	++	−	+	+	++++	++	++++	++++	+++	++++	++++	6.0	−
	630	0	++	−	+	−	−	+	+	+	+	++	++++	++++	++++	16.5	−
	631	0.2	++++	−	+	−	++	−	++	++	+++	++++	++++	++++	++++	3.6	−
	633	0.3	++++	+	++	−	++	−	++	++	++++	++++	+	+++	++	1.2	−
	635	1.0	+++	+	+	−	++	−	++	++	++++	++++	++++	++++	++++	3.5	−
BCG接種群	516	0.2	++++	−	−	−	−	−	++	−	++++	++++	++	++	++	1.1	−
	517	0	+++	−	+	−	−	−	++	−	++++	+	−	+	++++	0.9	−
	518	0.3	++++	++	++	−	−	−	++++	+++	++++	++++	++	+	+++	2.5	−
	520	0	++++	+	+	−	−	−	++++	++	+++	++++	+++	++	++++	3.5	−
	522	1.0	++++	+	+++	−	−	+	+++	+++	++++	+++	+	+	+	1.0	−
	524	1.0	++++	−	++	−	++	−	+++	+++	++++	++++	+++	+++	++++	2.0	−
	528	0.8	++++	+	+	−	−	−	++++	++	++++	++++	++	++	++++	3.8	−
	529	0.3	++++	++	++	+	−	−	+	++	++++	++++	++++	+	++++	2.5	−

（注）モルモット番号 529 の病変は左から順番に

リンパ腺：++++(4)++(2)++(2)＋(1)－(0)－(0)＋(1)++(2)++++(4)++++(4)＝20

内臓：++++(4)＋(1)++++(4)＝9

20 ＋ 9 ＝ 29 点となります

では、総合すると29点で同点となっていますが、内臓結核で５２９番が９点で、５１８番６点なので、下から２番目には５２９番が入り、下から３番目には総合点は同じでも、内臓結核の点数の低いモルモット（人）番号５１８番が上に重ねられます。

このように次々、解剖所見の重い順から軽い順へ重ねてつくったものが、図表14第１実験のヒストグラムです（図表15）。図表では向かって右に対照群、左は実験群（ＢＣＧ接種群）です。

結核性病変が重いかどうかの比較をする場合は、向かって右と左の面積を比較すればよいことになります。ヒストグラムの下に書いてある数字は実験群と対照群の脾臓の重量です。脾重量は結核性病変が多いか少ないかにほぼ一致します（図表15）。

実験１〜６まではＢＣＧを結核菌感染前４週〜10週に接種しています。この実験では、どこを見ても対照群よりＢＣＧ接種群の方が結核性変化の少ないことが解ります（図表15、図表18）。

人が重症の結核になった場合の脾重量は、体重と極めてよく一致しています。図表15の実験１は50kg台の男子に致死量の結核菌を静注すると脾重量が６３０（約６００）ｇになったと推定されます。

図表17は１９３１（昭和６）年の日本人男子の年齢別平均体重です。日本人の脾重量は90〜１２０ｇくらいです。図表15と図表18のヒストグラムはＢＣＧの予防効果を見た実験ですが、致死量の０・１㎎の結核菌を静注された脾臓は６３０ｇ〜４８０ｇに肥大しているのが解ります。

柳澤謙の実験は他の報告者と違い、結核菌感染から剖検までの期間が明らかにされていません。ところが、解剖時期が感染後10週であることが「ＢＣＧワクチンの有効期間の実験」で初めて確認

図表 15　BCG の予防的効果（感染前 BCG 接種実験）

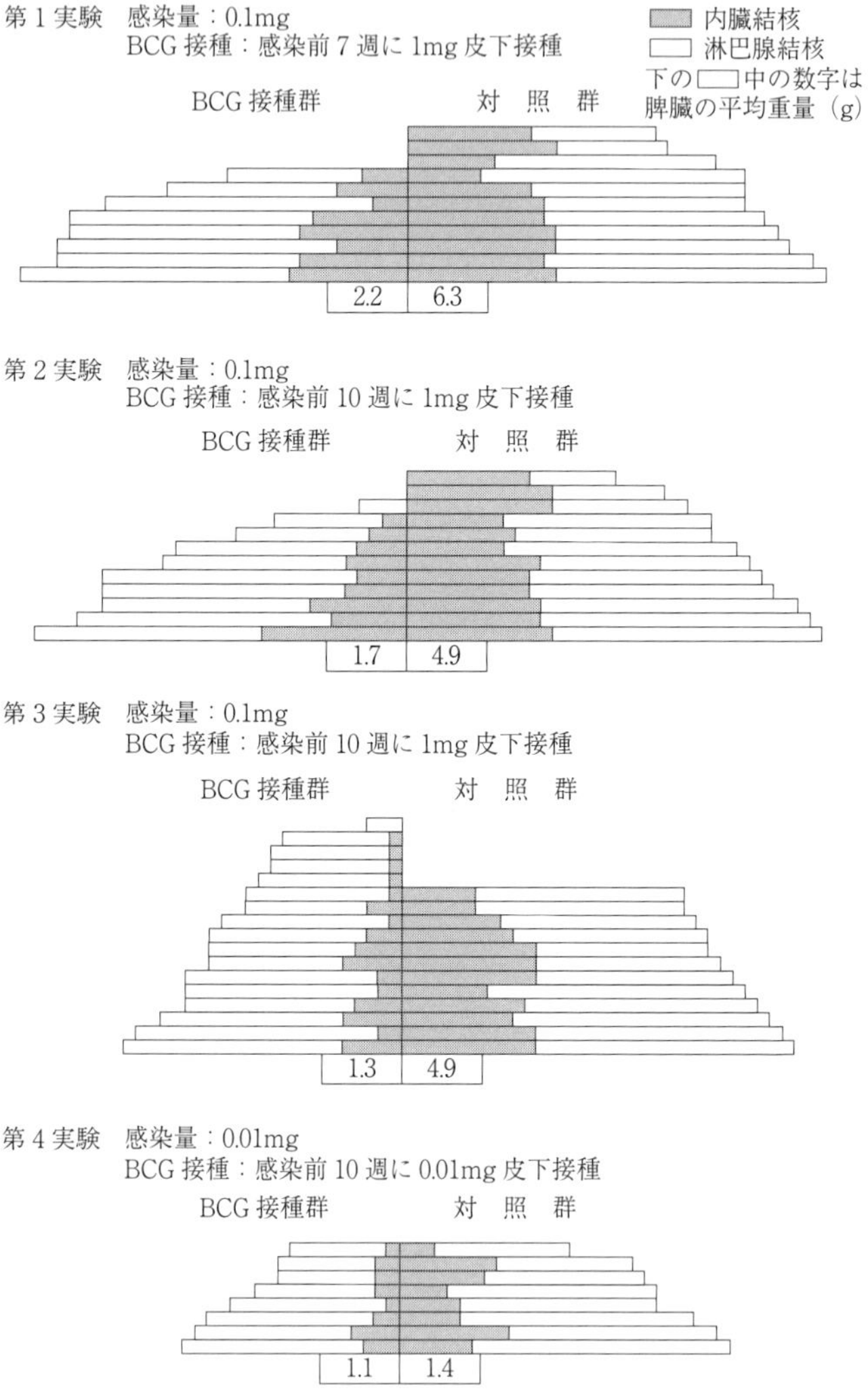

図表16　ＢＣＧワクチンの有効期間の研究

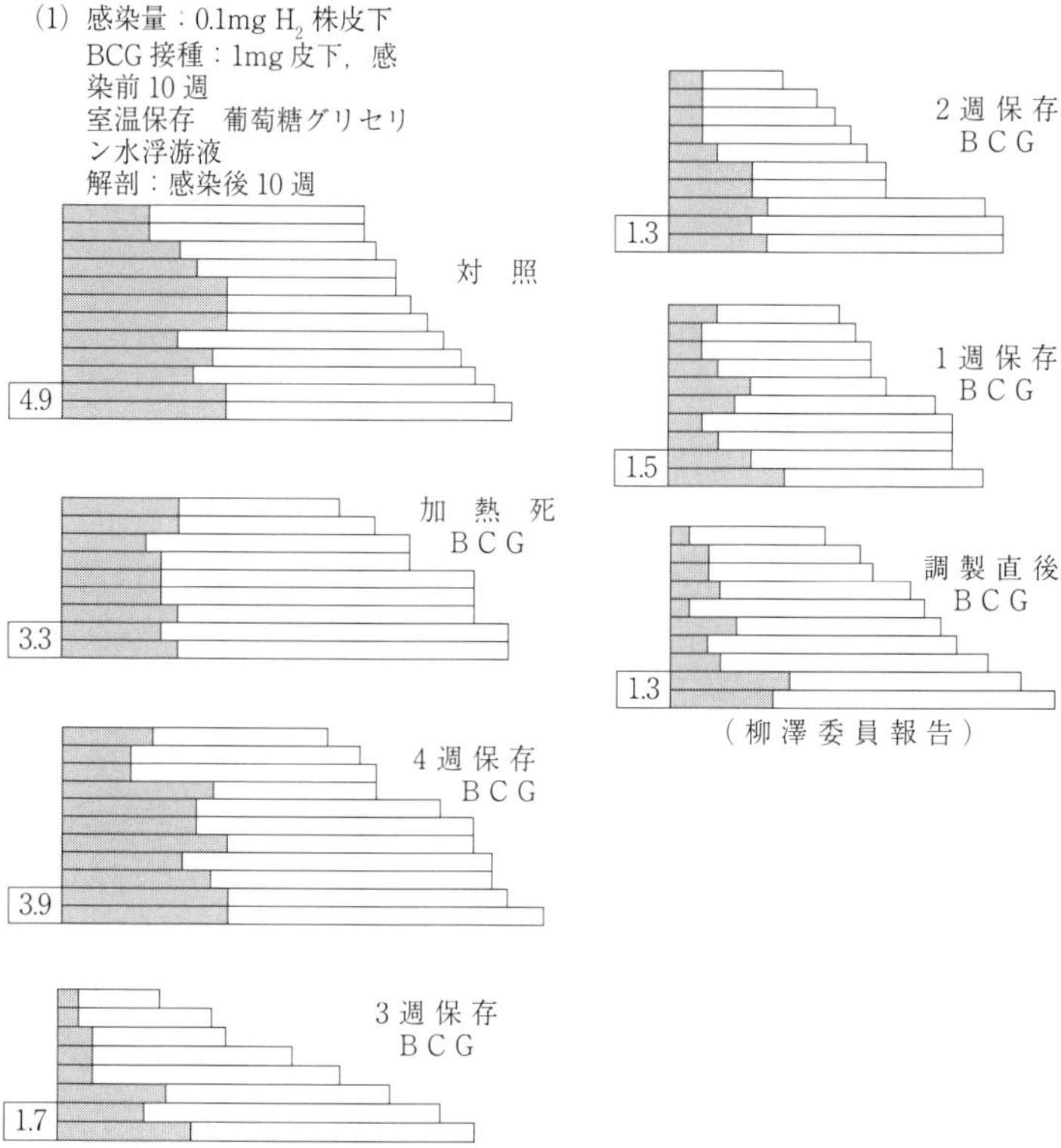

されたのです。これは結核菌が人でもモルモットでも一番増殖する時期に当たります。さらに、結核菌0・1mg皮下接種が人の致死量であることも明らかになりました（図表16）。

　これまでの実験で言えることは、4週なり、10週なりBCG接種を感染の一定期間前に接種しなければ効果がないことを確認しています（図表18）。

　感染と同日にBCGを接種した場合は、結核性変化を阻止もしないし促

図表17　昭和6年男子体重

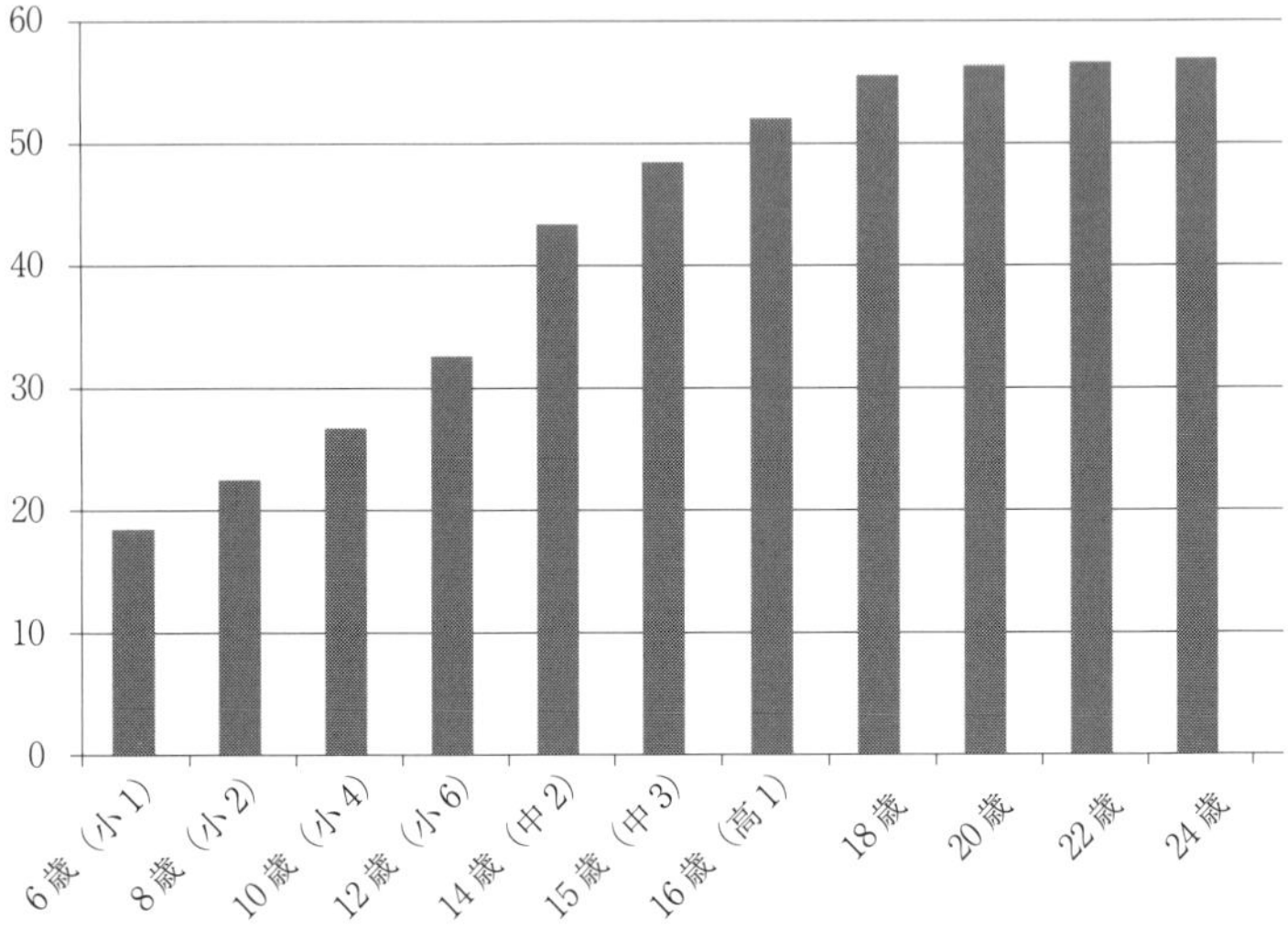

日本長期統計総覧より

進もしませんでした（図表19）。既に感染があってBCGを接種しても、効果はありませんでした（図表20）。

加熱死BCGワクチンを10週前に接種した場合ですが、死菌ではほとんど効果はなかったことを確認しています（図表21）。

図表22に関してはコメントがないので詳細は不明です。

図表18、図表19、図表20、図表21、図表22は『結核予防接種に関する報告書』には掲載されていませんでした。

人のBCG接種量とツベルクリン反応の関係を見るために、40kg前後の男子が準備され、これを4群に分け、第1群にはBCG1・0mg、第2群には0・1mg、第3群には0・01mg、をそれぞれ2週間の間隔をもって、4回皮下注射しました。他の1群は、対照としてBCGを接種しませんで

図表 18　ＢＣＧの予防的効果（感染前ＢＣＧ接種実験）

第 5 実験　感染量：0.1mg
BCG 接種：感染前 4 週に 1mg 皮下接種

内臓結核
淋巴腺結核
下の □ 中の数字は
脾臓の平均重量（g）

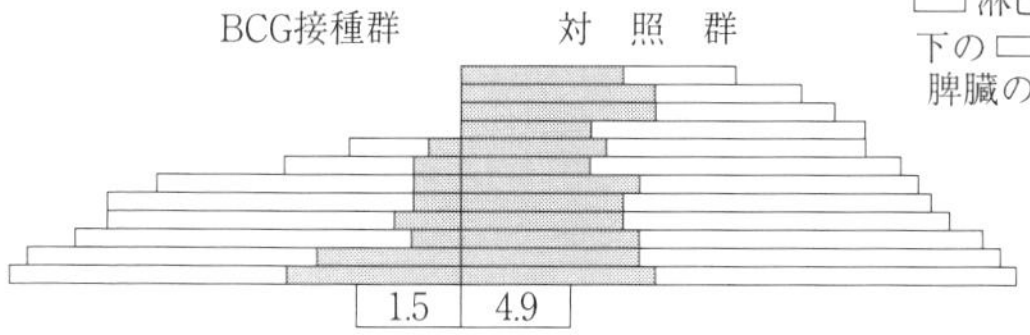

第 6 実験　感染量：0.1mg
BCG 接種：感染前 5 週に 1mg 皮下接種

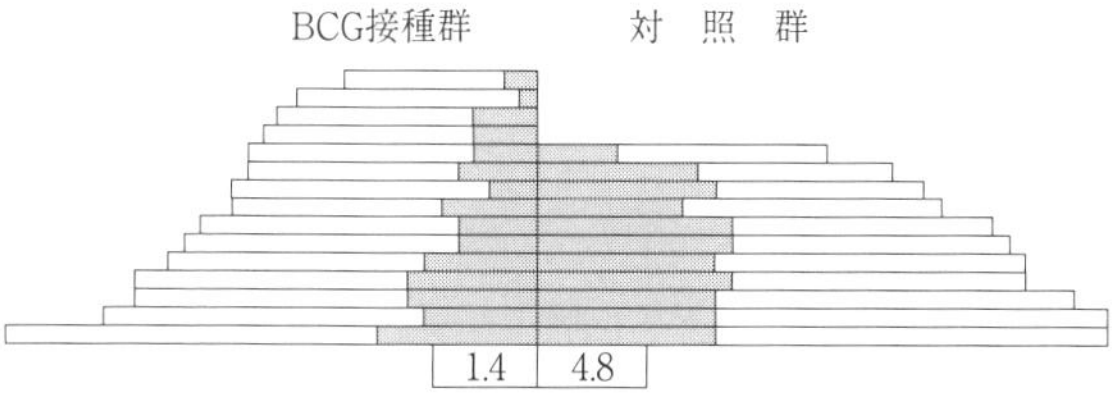

図表 19　BCG の予防的効果（感染と BCG 接種と同日の実験）

第 7 実験　感染量：0.01mg
BCG 接種：感染と同日に 0.02mg 皮下接種

内臓結核
淋巴腺結核
下の □ 中の数字は
脾臓の平均重量（g）

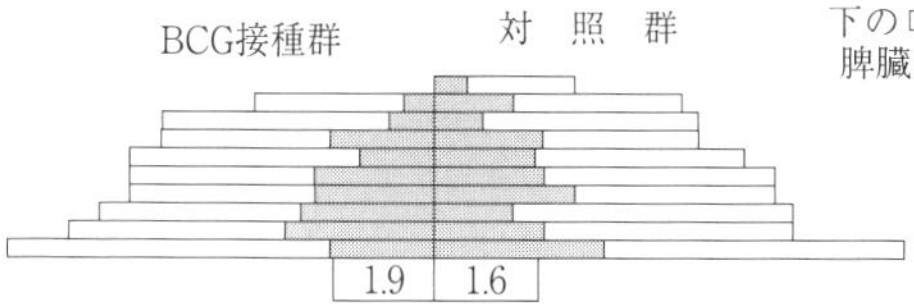

第 8 実験　感染量：0.001mg
BCG 接種：感染と同日に 0.02mg 皮下接種

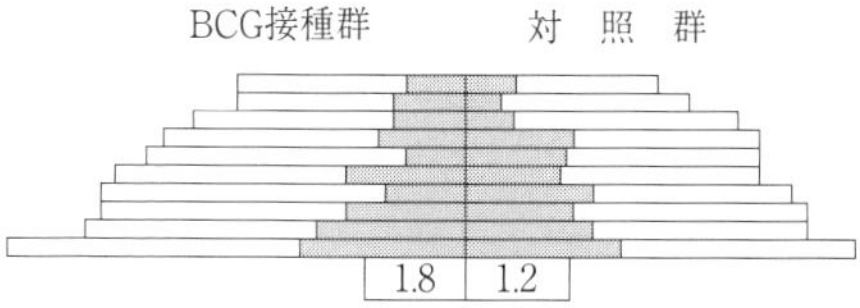

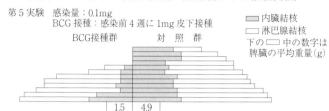

図表 20　BCG の予防的効果（感染後 BCG 接種実験）

第 9 実験　感染量：0.1mg
BCG 接種：感染後 1 週に 1mg 皮下接種

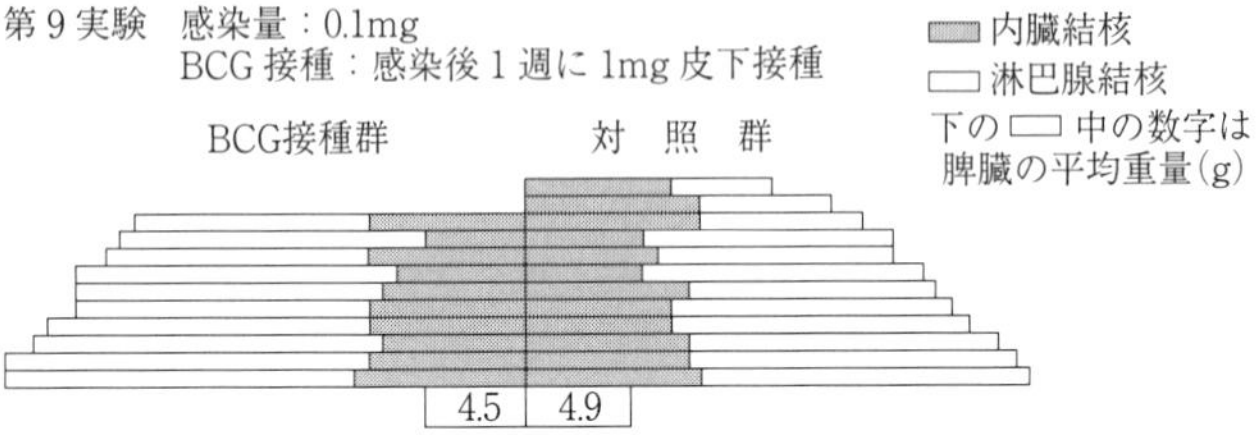

第 10 実験　感染量：0.1mg
BCG 接種：感染後 2 週に 1mg 皮下接種

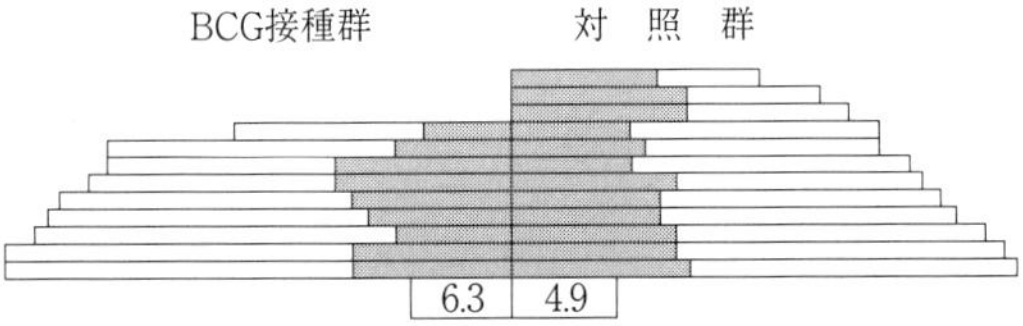

図表 21　死 BCG の予防的効果

第 1 実験　感染量：0.1mg
死 BCG 接種：感染前 10 週に 1mg 皮下接種

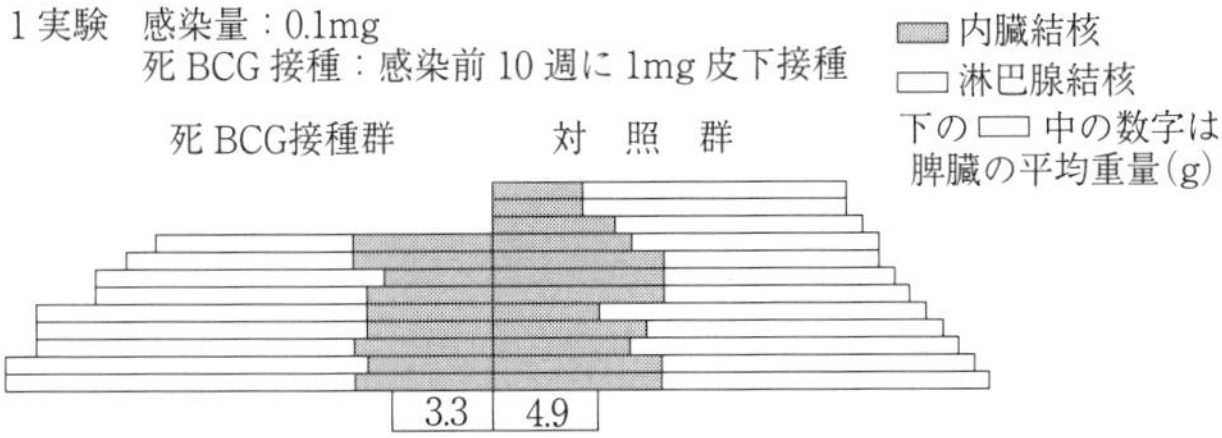

第 2 実験　感染量：0.01mg
死 BCG 接種：感染前 10 週に 0.01mg 皮下接種

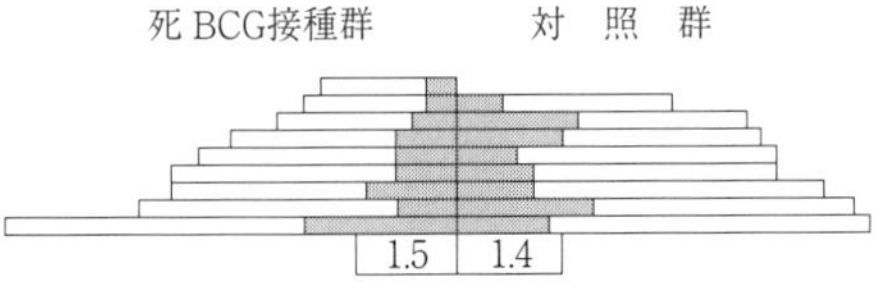

図表 22　BCG の治療的効果

第 1 実験　感染量：0.01mg
BCG 接種：感染と同日より毎週 1mg 皮下接種

内臓結核
淋巴腺結核
下の □ 中の数字は
脾臓の平均重量(g)

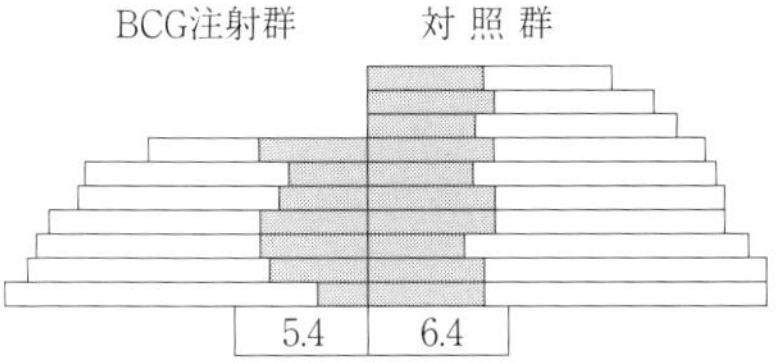

第 2 実験　感染量：0.01mg
BCG 接種：感染後 2 週より毎週 1mg 皮下接種

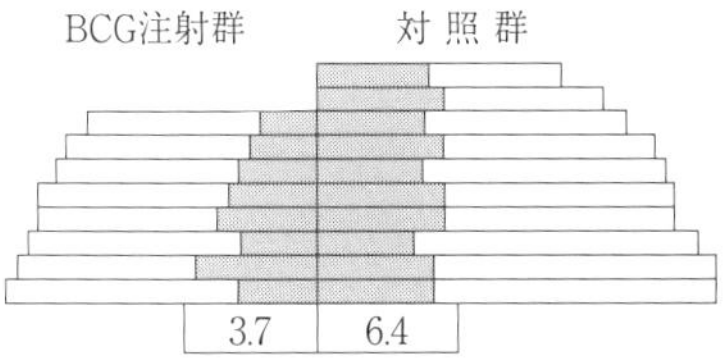

図表 23　BCG 接種量と「ツベルクリン・アレルギー」との関係

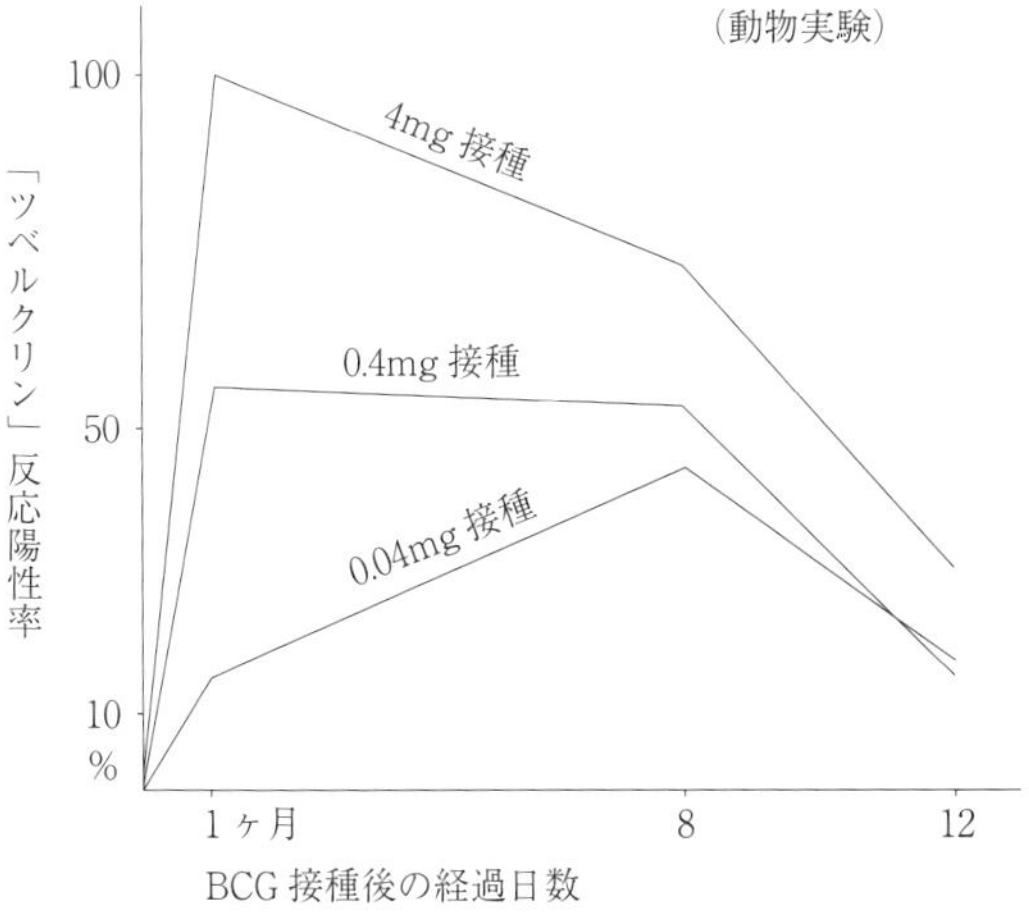

図表 24　BCG 接種量とその予防的効果

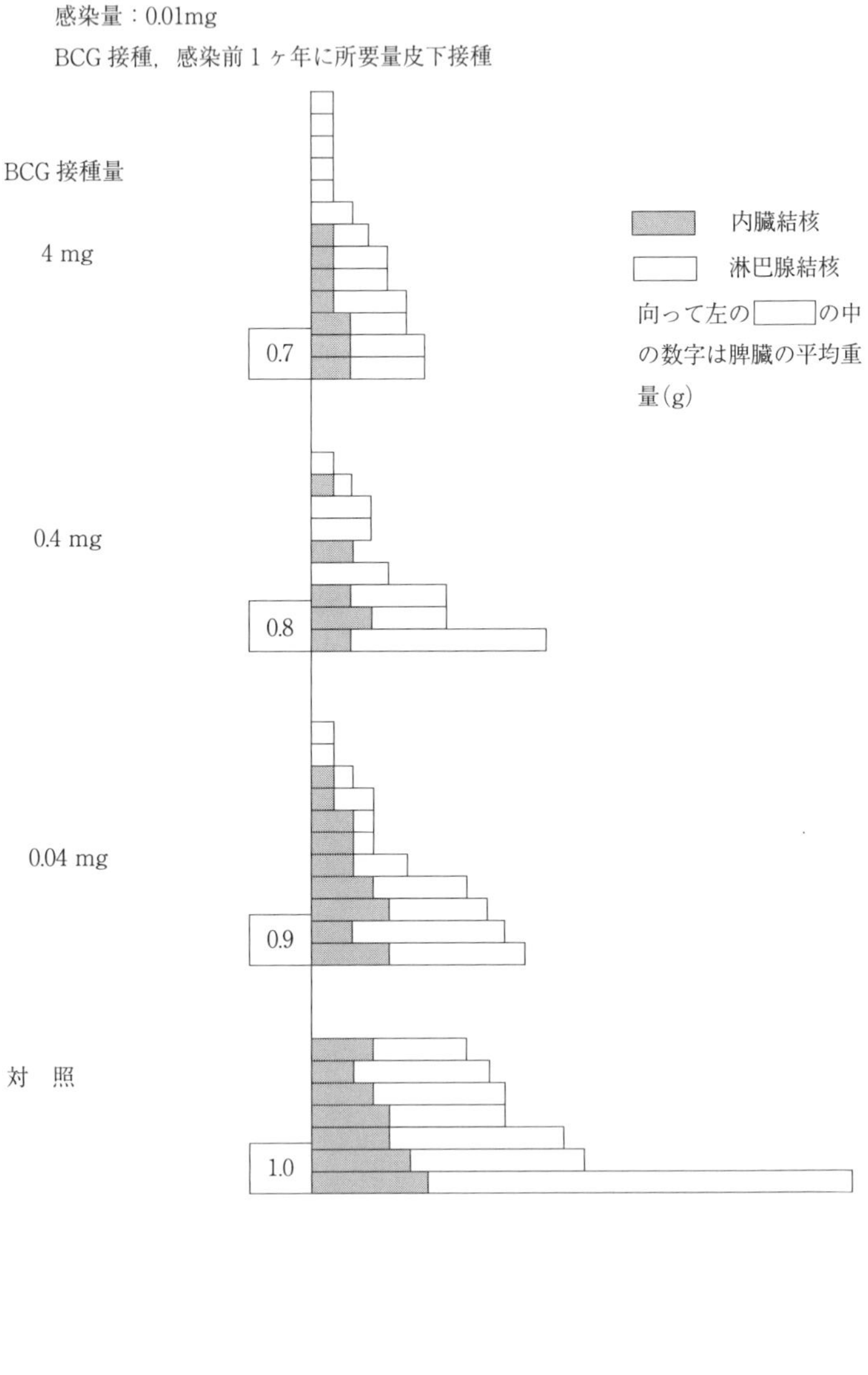

した。

最初の実験動物は100頭（人）でしたが、実験途中に斃死《へいし》（死亡）や逃亡があり、1年後に実験に使用できたのは、第1群13頭（人）、第2群9頭（人）、第3群11頭（人）、対照群7頭（人）、と合わせて40頭（人）でした。

つまりこの実験中に、60人のモルモット（人）が斃死・逃亡したのです。あとで述べますが、1933年10月27日に背陰河で逃亡事件があり、その後10週で解剖されたので、この実験の終了日は1934年1月5日だと解りました。

この実験により、人はモルモットと違い、BCG接種量が多いほどツベルクリン反応は早く出現し、長く続くことが解りました。モルモットのツベルクリン反応とは全く違います（図表23）。

1年後のBCG接種後の予防効果を見ると、BCG接種量が多いほど結核予防効果が大きいことを認めました（図表24）。

図表25はBCG接種によるツベルクリン反応陰性から陽性に変化する場合の経過を見たものです。BCGによる予防効果は3週目で現われているのが解ります。

脾臓の重量から考えて、ローマ数字の奇数の体重は40kg台の男子、偶数は50kg台の男子でⅪ、Ⅹは対照群の剖検結果です。

5週目からツベルクリン反応が出現し、10週目までBCGの予防効果を認めています。しかし、5~10週目でツベルクリン反応陰性者にもBCGの予防効果を認めています。

また、ツベルクリン反応が陽転化し、その後に陰性転化してもBCGの効果は持続していました

図表25　BCGによる予防的効力(免疫性)とツベルクリン・アレルギーとの関係（動物実験）（その一）

BCG接種により「ツベルクリン」反応陰性から陽性に変化する場合

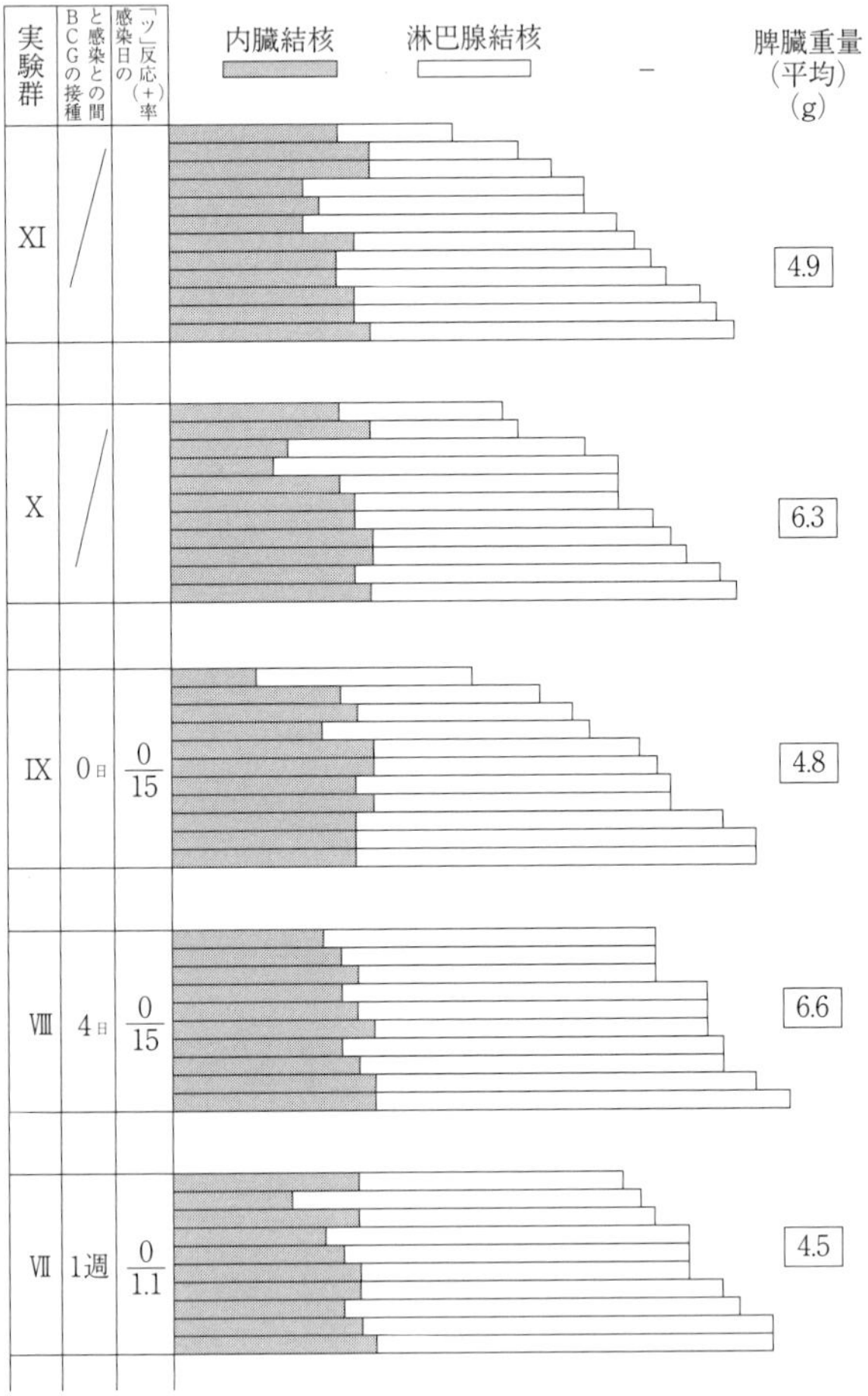

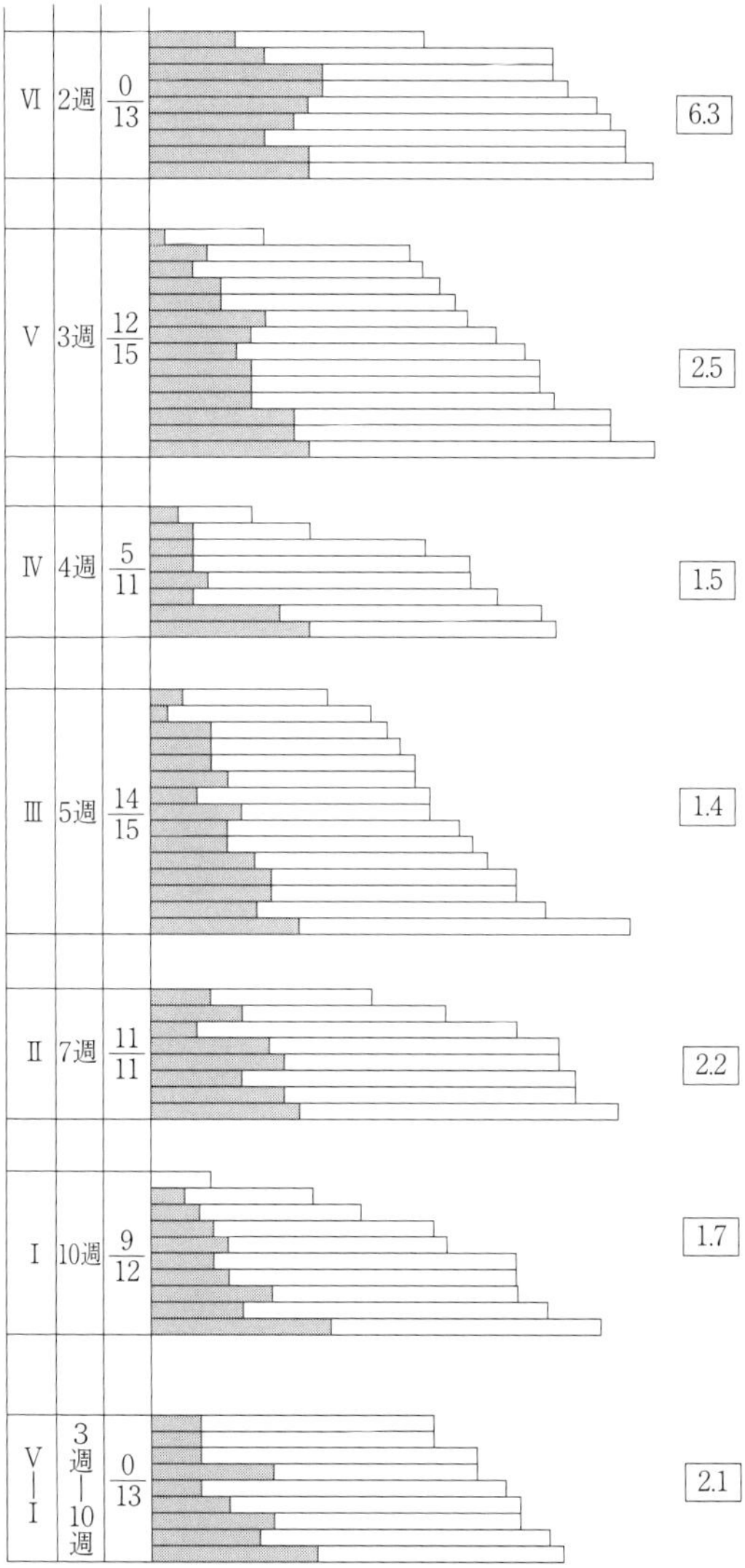
Ⅵ
2週
0/13
6.3
Ⅴ
3週
12/15
2.5
Ⅳ
4週
5/11
1.5
Ⅲ
5週
14/15
1.4
Ⅱ
7週
11/11
2.2
Ⅰ
10週
9/12
1.7
Ⅴ—Ⅰ
3週—10週
0/13
2.1

図表 26　BCG による予防的効力（免疫性）と「ツベルクリン・アレルギー」との関係（動物実験）（その二）

BCG による予防的効力（免疫性）と「ツベルクリン・アレルギー」

との関係（動物実験）（その二）

BCG 接種により「ツベルクリン」反応一度陽転し再び陰性と変化する場合

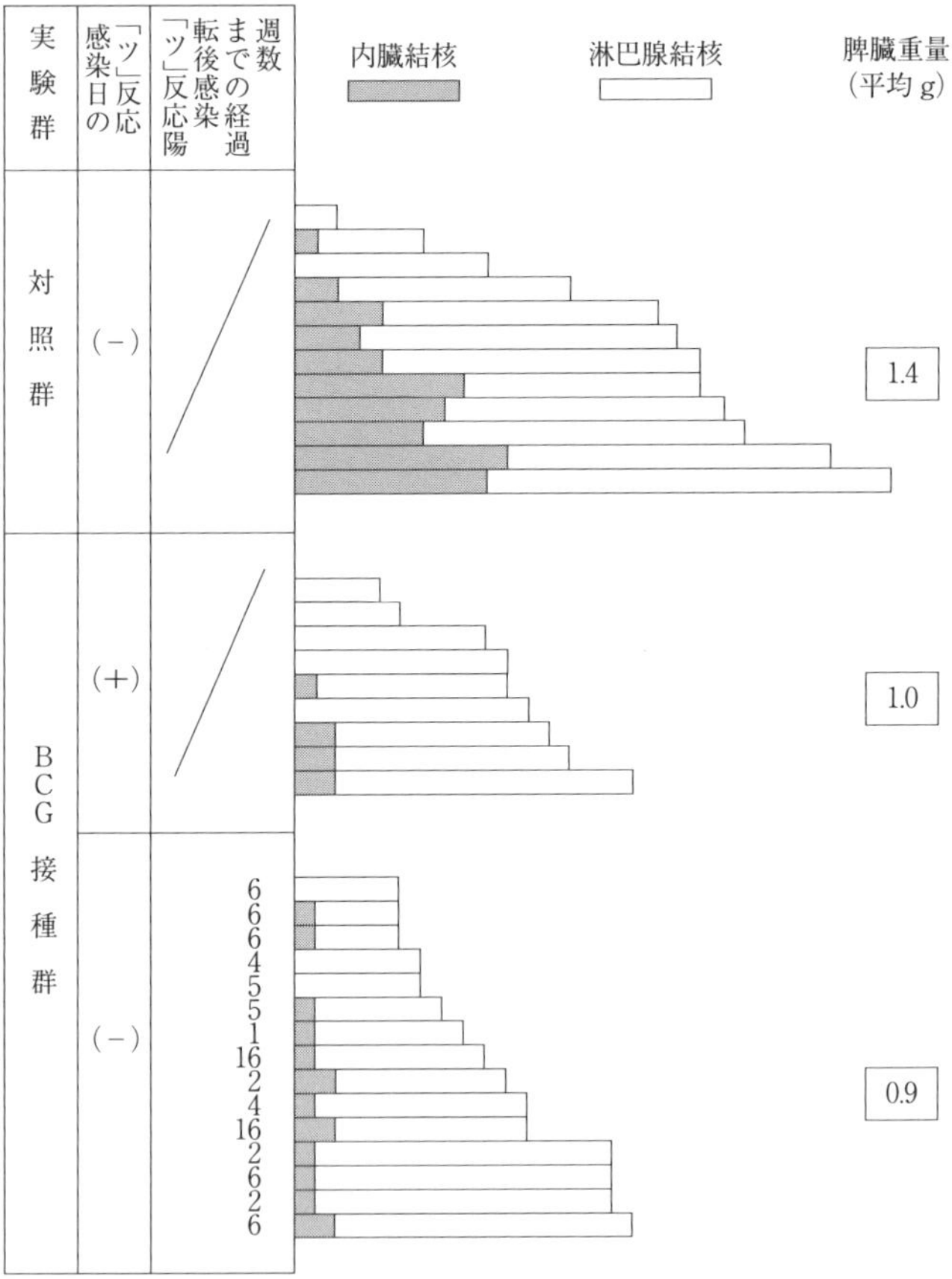

（図表26）。

コッホ現象とは、結核に感染した人にＢＣＧを接種するとＢＣＧの副作用は早く出現し、早く良くなる現象のことです。結核に感染していない人では、ＢＣＧ接種局所の変化は遅く現れ、遅くまで続きます。その現象を確認していたモルモット（人）は、52人いましたが43人が斃死・逃亡しました（図表27）。この実験も『結核予防接種に関する報告書』には載っていませんでした。

ＢＣＧ皮下接種局所の病変出現度の観察のために、０・０１mg、０・０５mg、０・１mg、１・０mg、５・０mgをそれぞれ接種しました。７日目には１２９人いましたが、14日目の人数は１１２名となり、21日目には１０４人、40日目では90人となっています。40日以降の人数減はありませんでした。このことから40日までに、39人が斃死・逃亡、25人が解剖されましたので60日目には65人になっていました。10月27日に逃亡事件が起こります。これを契機に考えますと、実験開始日は９月17日開始となります。６週目解剖時は10月29日です（図表28）。

ＢＣＧ皮下接種６週後の解剖成績では、１・０mg未満のもの15匹中３匹（20％）に接種局所に潰瘍を認めています。実際のモルモットでは接種局所の変化は０・１mg未満ではありえませんが、このモルモットでは０・０１mgまで反応しています。『結核予防接種に関する報告書』のモルモットとしている実験動物は、モルモットの１００倍の感度を持った動物（人）であることが解ります（図表28）。

ＢＣＧ皮下接種18週の29頭の解剖成績ですが、１・０mgの接種局所に潰瘍が残っています。この変化も、人でなければ説明がつきません。またツベルクリン反応もＢＣＧ接種量の多いほど長く残

図表 27　BCG による Koch 氏現象（その一）
（皮下接種の場合）

●………溝瘍
⊕………膿瘍
○………硬結

実験群	番号 ＼ 接種量 ＼ 接種後	1 日	4 日	10 日	14 日	21 日	28 日	35 日
		1mg 0.1mg 0.01mg	1mg 0.1mg 0.01mg	1mg 0.1mg 0.01mg	1mg 0.1mg 0.01mg	1mg 0.1mg 0.01mg	1mg 0.1mg 0.01mg	1mg 0.1mg 0.01mg
結核モルモット	30			○	○○	○○	○○	○○
	31				死亡			
	32		○○	○○○	○○	○○	○○	○○
	33		○	⊕○○	○○	●		
	34				○○	死亡		
	35		○	○	○	○		
	36		○	○	⊕○	●●		
	37		○○	○⊕○	⊕●	●○○	●○	
	38		○○	○○○	●○○	●		
	39		○	○○	死亡			
	40		○○	○○○	●●○	○○		
	41		○	○○	●	●○	○	
	42				死亡			
	43		○○	○○	⊕⊕	●○	○○	○○
	44		○○	○○	死亡			
健康モルモット	46					○	○○	●○
	47						○	○
	48			○	○	○	○	●
	49			○	○	○	○	○○
	50				○	○	○	○
	51							
	52			○	○	○	○	○○
	53			○				○
	54							
	55				死亡			
	56							
	57							

図表 27　BCG による Koch 氏現象（その二）
（皮内接種の場合）

●………溝瘍
⊕………膿瘍
○………硬結

実験群	番号 ＼ 接種量 ＼ 接種後	1 日	4 日	10 日	14 日	21 日	28 日	35 日
		1mg 0.1mg 0.01mg	1mg 0.1mg 0.01mg	1mg 0.1mg 0.01mg	1mg 0.1mg 0.01mg	1mg 0.1mg 0.01mg	1mg 0.1mg 0.01mg	1mg 0.1mg 0.01mg
結核モルモット	1	○	○○	●●○	●●●			
	2	○	○	死亡				
	3	○	○○	●●●	●●●			
	4	○○	⊕○	●●○	●●●			
	5	○○	○○	●○	●●			
	6	○	⊕	●○	●○			
	7	○○	○○	●○	●●●			
	8	○○	○○	●●●	●●●			
	9	○○	○○	●●○	●●			
	10	○○	⊕○	●●●	●●●			
	11	○	○○	●○	死亡			
	12	○○	○○	●●●	●●●			
	13	○○	⊕○	●●○	●●●			
	14	○	○○	●●○	●●			
	15	○	⊕○	●●	●●●			
健康モルモット	16	○	○	●	●●	●		
	17	○	○	●		●		
	18	○	○				死亡	
	19	○	○	○	●○			
	20	○	⊕			●	●●	
	21	○	○					
	22	○	⊕	○				
	23	○	○	●	●●○		●	
	24	○	○	●	●●			
	25	○	⊕	●				

図表 28　BCG 皮下接種局所の病変出現度

経過日数	7日			14日			21日			40日			60日		
局所変化 / BCG接種量	硬結	潰瘍	無変化	硬結	潰瘍	無変化	硬結	潰瘍	無変化	硬結	潰瘍	無変化	硬結	潰瘍	無変化
0.01mg	2	0	23	2	0	20	2	0	18	2	0	17	0	0	12
0.05 〃	4	0	20	6	0	17	8	0	15	4	2	13	0	0	13
0.1 〃	3	0	20	5	0	16	5	0	16	5	3	12	3	0	12
1.0 〃	16	0	9	16	1	7	15	1（痂皮）	5	6	7	7	3	2	5
5.0 〃	23	0	9	11	9	2	7	11（痂皮^{5}）	1	3	7（痂皮）	5（治癒）	3	3（痂皮）	9（治癒）

備考　表中動物数の経過日数にしたがい減少せるは斃死、逃亡及６週後解剖せる為なり

（田中委員報告）

ります。モルモットでは、ツベルクリン反応とＢＣＧ接種量の間に、相関はありませんでした。体重を見てみますと29人中10人（34・5％）の体重増加があり、良好な栄養状態であったことが想像できます。また18週になって５・０㎎左膝襞腺および右腋窩腺の腫大が見られます。これらの所見から、実験動物はモルモットではなく人と断定できます（図表29）。

ＢＣＧ接種経過観察後に脱走事件があり、40日で脱走は止まりましたので、脱走は接種後、日数にかかわらず一斉に起こりました。18週目で解剖されましたから、解剖が終了したのは１９３４年１月21日となります。ＢＣＧの結核に対する効果実験は、以上の経過を踏まえ終了することになりました（図表30）。

ＢＣＧの接種局所膿瘍より新たに分離した菌株の毒性検査（ＢＣＧが結核菌に変わる危険性がないかを確認する検査）では、人体のＢＣＧ接種局所の膿瘍から、あらたにＢＣＧを分離培養し、ＢＣＧの人体通過によって毒性が高まらないかどうかを確かめたものです。結果的にはＢＣＧの毒性が高まることはなく、ＢＣＧが人の身体を通ることによって、先祖帰りし

図表29　BCG皮下接種6週後の解剖成績

実験群 BCG	海猽番号	体重 初期	体重 解剖時	解剖前ツベルクリン反応	局所変化	淋巴腺 左膝膕腺	左鼠蹊線	右膝膕腺	右鼠蹊腺	左腋窩腺	右腋窩腺	後胸骨腺	後腹膜腺	門脈腺	気管線	内臓 肺臓	肝臓	脾臓	脾臓重量
0.01mg	8	310	310	(−)	−	−	−	−	−	−	−	−	−	−	−	±	±	±	0.6
	12	370	480	(+)	−	−	−	−	−	−	−	−	−	−	−	−	−	−	0.7
	18	400	540	(+)	−	−	−	−	−	−	−	−	−	−	−	−	−	−	0.7
	24	410	540	(+)	−	±	−	−	−	−	−	−	−	−	−	−	−	−	0.7
	25	380	520	(−)	−	−	−	−	−	−	−	−	−	−	−	−	−	−	1.0
0.05mg	27	330	420	(+)	−	−	−	−	−	−	−	−	−	−	−	−	−	±	1.2
	32	270	340	(+)	潰1.0	−	−	−	−	−	−	−	−	−	−	−	−	−	0.6
	34	320	400	(+)	−	−	−	−	−	−	−	−	−	−	−	−	−	−	0.6
	42	400	600	(+)	−	±	−	−	−	−	−	−	±	−	−	−	−	±	0.9
	49	480	620	(+)	潰0.7	−	−	−	−	−	−	−	−	−	−	−	−	−	0.9
0.1mg	52	290	390	(+)	−	−	−	−	−	−	−	−	−	−	−	−	±	−	0.6
	58	480	630	(+)	−	±	−	±	−	−	−	−	−	−	−	−	−	±	0.8
	59	430	400	(+)	潰	−	−	−	−	−	−	−	−	−	−	−	−	−	0.6
	62	400	600	(+)	−	−	−	−	−	−	−	−	−	−	−	−	−	±	1.0
	65	290	320	(+)	−	−	−	−	−	−	−	−	−	−	−	−	−	−	0.6
1.0mg	88	550	700	(+)	潰2.0	−	−	−	−	−	−	−	−	−	−	−	−	−	1.3
	91	550	730	(+)	−	−	−	−	−	−	−	−	−	−	−	−	−	±	1.0
	98	290	400	(+)	潰	−	−	−	−	−	−	−	−	−	−	−	−	−	0.7
	99	680	800	(+)	−	−	−	−	−	−	−	−	±	−	−	−	−	±	1.2
	100	380	400	(+)	−	−	−	−	−	−	−	−	−	−	−	−	−	−	0.6
5.0mg	110	520	540	(+)	潰1.0	±	−	−	−	−	−	−	−	−	−	−	−	−	0.9
	119	610	610	(+)	−	+	−	−	−	−	−	−	−	−	−	−	−	±	1.0
	123	560	500	(+)	潰0.5	±	−	−	−	−	−	−	−	−	−	−	−	+	1.0
	125	560	560	(+)	痕	+	−	−	−	+	−	−	−	−	−	−	−	−	0.9
	128	550	550	(+)	0.5	+	−	−	−	±	−	−	−	−	−	−	−	−	1.4

（田中委員報告）

図表 30　BCG 皮下接種 18 週後の解剖成績

実験群BCG	海猽番号	体重 初期	体重 解剖時	解剖前ツベルクリン反応	局所変化	淋巴腺 左膝膕腺	左鼠蹊線	右膝膕腺	右鼠蹊腺	左腋窩腺	右腋窩腺	後胸骨腺	後腹膜腺	門脈腺	気管腺	内臓 肺臓	肝臓	脾臓	脾臓重量
0.01mg	1	610	610	(−)	−	−	−	−	−	−	−	−	−	−	−	−	±	−	0.7
	4	270	460	(−)	−	−	−	−	−	−	−	−	−	−	−	−	−	−	0.5
	13	410	500	(−)	−	−	−	−	−	−	−	−	−	−	−	±	±	−	0.7
	14	300	520	(±)	−	−	−	−	−	−	−	−	−	−	−	−	−	−	0.8
	16	510	680	(−)	−	−	−	−	−	−	−	−	−	−	−	−	−	−	1.0
	17	420	570	(+)	−	−	−	−	−	−	−	−	−	−	−	−	−	−	0.8
	21	430	600	(−)	−	−	−	−	−	−	−	−	−	−	−	−	−	−	0.8
0.05mg	29	280	400	(−)	−	−	−	−	−	−	−	−	−	−	−	−	−	+	0.8
	30	290	500	(±)	−	−	−	−	−	−	−	−	−	−	−	−	−	−	0.7
	33	380	600	(±)	−	−	−	−	−	−	−	−	−	−	−	−	−	−	0.7
	35	360	530	(±)	−	−	−	−	−	−	−	−	−	−	−	−	−	±	0.6
	40	590	780	(+)	−	−	−	−	−	−	−	−	−	−	−	+	−	−	0.9
	43	430	650	(+)	−	−	−	−	−	−	−	−	−	−	−	−	−	−	0.8
	50	310	530	(+)	−	−	−	−	−	−	−	−	−	−	−	−	−	−	0.7
0.1mg	53	330	550	(+)	−	−	−	−	−	−	−	−	−	−	−	−	−	−	0.8
	55	300	500	(−)	−	−	−	−	−	−	−	−	−	−	−	−	−	−	0.7
	60	490	670	(−)	−	−	−	−	−	−	−	−	−	−	−	+	−	−	0.7
	71	410	530	(+)	−	−	−	−	−	−	−	−	−	−	−	−	−	−	0.8
	72	490	570	(+)	−	−	−	−	−	−	−	−	−	−	−	−	−	−	0.7
1.0mg	76	560	770	(+)	−	−	−	−	−	−	−	−	−	−	−	−	−	−	0.8
	78	570	770	(−)	−	−	−	−	−	−	−	−	−	−	−	−	−	±	0.6
	80	450	740	(+)	−	−	−	−	−	−	−	−	−	−	−	+	−	−	0.8
	84	440	620	(+)	潰	−	−	−	−	−	−	−	−	−	−	−	−	−	0.8
	85	380	580	(+)	−	−	−	−	−	−	−	−	−	−	−	−	−	−	0.8
5.0mg	105	540	590	(+)	−	+	−	−	−	−	+	−	−	−	−	−	−	+	0.8
	108	450	550	(+)	−	−	−	−	−	−	−	−	−	−	−	−	−	+	0.8
	111	520	560	(+)	−	−	−	−	−	−	−	−	−	−	−	±	−	−	0.6
	124	540	620	(−)	−	−	−	−	−	−	−	−	−	−	−	+	−	−	0.8
	132	610	670	(+)	−	−	−	−	−	−	−	−	−	−	−	−	−	−	2.6

（田中委員報告）

て結核菌にならないことを証明したものです。

皮下接種実験での表記は、右が局所リンパ腺の変化、左が接種局所反応です。Gは潰瘍、（）は膿瘍、（）の中は膿瘍の大きさです。＋は米粒大、＃は大豆大、卄は豌豆大、卌は空豆大です。

この実験は、4頁にわたる178人の人体実験で、結核菌が先祖帰りしないことを観察確認しています。ところが、178人中55人も死亡者が出ています（図表31）。

背蔭河では脱走事件が起きました。斃死・脱走数は196人になりましたが、生きて何人逃亡できたのかは不明のままです。

実際のところ結核菌に対する「モルモット」の致死量については、細菌学の教科書戸田忠雄著『戸田新細菌学』で調査しました。この教科書は医学生用の教科書で、1939年に南山堂から初版が出版されて以来、版を重ねています。この教科書なら、当然、結核菌のモルモットに対する致死量が初版から書かれていると考えましたが、掲載されていませんでした。

そこでモルモットの致死量を調べるため、1994年の初冬、何度も何度も札幌医科大学の図書館に通い、2版、3版と虱潰しに調べました。すると18版、1964年になって初めて、モルモットに対する結核菌の致死量が記載してありました。そこには「静脈注射では0・001mgの微量で、皮下注射では0・1mg の接種で1～2か月で死亡する」と書いてありました。つまり、モルモットの致死量は静脈注射では人の100分の1でした。

図表31　BCG接種局所膿瘍より新に分離した菌株の毒性検査成績

姓名又は分離菌株名	海猽番号	各週に於ける接種局所(左)及所属淋巴腺(右)の結核性変化										内臓に於ける剖検所見(結節形成)		
		1週	2週	3週	4週	5週	6週	7週	8週	9週	10週	肺	肝	脾
1r	1	+ −	− −	− −	− −	− −	− −	− −	− −	− −	− −	−	−	−
	2	++ ±	− +	− −	− −	− −	− −	− −	死					
	3	+ −	死											
	4	G +	G −	− −	− −	− −	− −	− −	− −	− −	− −	−	−	−
	5	+ −	− −	− −	− −	− −	− −	− −	− −	− −	− −	−	−	−
	6	+ −	− −	− −	− −	− −	− −	− −	− −	− −	− −	−	−	−
	7	+ −	− −	− −	− −	− −	− −	− −	死					
	8	++ −	++ +	+ +	− ++	− ++	− ++	− +	− +	− −	− −	−	−	−
	9	+ −	− +	− +	± ++	± ++	± +	− −	− −	− −	− −	−	−	−
	10	++ −	− −	− −	+ −	+ −	− −	− −	− −	− −	− −	−	−	−
												−	−	−
3r	11	++ −	− −	− −	− −	− −	− −	− −	− −	− −	− −	−	−	−
	12	++ −	− −	− −	死									
	13	+ −	− +	− +	− −	− −	− −	− −	− −	− −	− −	−	−	−
	14	++ −	− −	− −	− −	− −	− −	− −	− −	− −	− −	−	−	−
	15	++ −	− −	− −	− −	− −	− −	− −	− −	− −	− −	−	−	−
	16	++ −	− −	− −	− −	− −	− −	− −	死					
	17	++ −	− −	− −	− −	− −	− ±	− −	− −	− −	− −	−	−	−
	18	+ −	− −	− −	− ±	− ±	− +	− −	死					
	19	++ −	死											
	20	+ −	G +	− +	− −	− −	− −	− −	− −	− −	− −	−	−	−
												−	−	−
8r	21	+ −	− −	− −	+ ++++	+ ++++	+ +++	+ ++	− ++	− ++	− +	−	−	−
	22	++ −	++ −	+ −	− −	− −	− −	− −	− −	− −	− −	−	−	−
	23	++ −	− +	− −	− −	− −	− −	− −	− −	− −	− −	−	−	−
	24	++ −	++ +	+ +	− −	− −	− −	− −	− −	− −	− −	−	−	−
	25	++ −	+ +	+ +	− +	− −	− −	− −	+ −	+ −	− −	−	−	−
	26	++ +	++ +	+ −	− −	− −	− −	− −	− −	− −	− −	−	−	−
	27	++ −	− −	− −	− ±	− +	− −	− −	− −	− −	− −	−	−	−
	28	++ ±	− ±	− +	− ++++	− ++++	− ++++	− +++	− −	− −	− −	−	−	−
	29	++ −	− +	− ±	− −	− −	− −	− −	− −	− −	− −	−	−	−
	30	++ −	− −	− −	− −	− −	− −	− −	− −	− −	− −	−	−	−
												−	−	−
11r	01	+++ −	++ −	++ −	− −	− −	− −	− −	− −	− −	− −	−	−	−
	02	++ −	++ −	++ −	− −	− −	− −	− −	− −	− −	− −	−	−	−
	03	++ −	++ ±	++ ±	− ±	− −	− −	− −	− −	− −	− −	−	−	−
	04	++ +	++ +	++ −	− −	− −	− −	− −	− −	− −	− −	−	−	−
	05	++ −	++ −	++ −	− −	− −	− −	− −	− −	− −	− −	−	−	−
	06	++ −	++ −	++ +	− +	− ±	− −	− −	− −	− −	− −	−	−	−
	07	++ −	++ −	++ −	− −	− −	− −	− −	− −	− −	− −	−	−	−
	08	++ −	++ −	++ −	− −	− −	− −	− −	− −	− −	− −	−	−	−
	09	+++ −	++ −	++ −	− −	− −	− −	− −	死					
	010	++ −	++ ±	++ −	− ±	− −	− −	− −	− −	− −	− −	−	−	−
												−	−	−
17r	011	+ −	− −	− −	− −	− −	− −	− −	− −	− −	− −	−	−	−
	012	++ −	− −	− −	− −	− −	− −	− −	− −	− −	− −	−	−	−
	013	++ −	± +	+ ±	− +	− +	− +	− −	− −	− −	− −	−	−	−
	014	+ −	± −	− −	− −	− −	− −	− −	− −	− −	− −	−	−	−
	015	++ −	+ −	− −	− −	− −	− −	− −	− −	− −	− −	−	−	−
	016	+ −	± −	− −	− −	− −	− −	− −	− −	− −	− −	−	−	−
	017	+ −	− −	− −	− −	− −	− −	− −	− −	− −	− −	−	−	−
	018	++ −	+++ −	++ −	− −	− −	− −	死				−	−	−
	019	+ −	+ −	+ −	− −	− −	− −	− −	− −	− −	− −	−	−	−
	020	++ −	++ −	++ −	− −	− −	− −	− −	− −	− −	− −	−	−	−

(田中委員報告)

8節　背蔭河の大脱走事件

背蔭河について残っている一番正確な資料のなかに、遠藤三郎日記があります。宮武剛（毎日新聞社）がまとめた『将軍の遺言～遠藤三郎日記』の、石井四郎に関するところを口語訳にして紹介します。遠藤三郎は、満州事変を起こしたとされる石原莞爾の後任として、1932年8月下旬満州に単身赴任しました（彼の宿舎は関東軍司令部のあった長春にありました）。この時、彼は石原莞爾から極秘裏に、石井軍医正に細菌戦の研究を命じているから、面倒をみてほしいと頼まれています。

彼の日記の中には、石井四郎の名前が再三登場します。

最初は、「昭和7（1932）年1月20日（水）、この日は曇りで石井軍医正が東京の参謀本部に来て細菌戦準備の必要性を説明、共感する点が多かった。速やかに実現できるように手配した」

「昭和7年8月1日（月）晴、夕方からようやく涼しくなった。石井軍医正の細菌戦に関する話を聞き、細菌戦の映画をみた」

「昭和8年10月28日（土）晴、昨夜半、石井軍医正より電話があった。細菌戦試験の準備に、一大頓挫を来たせりとのことゆえ実情調査のため午前9時半に出発、ハルビンへ行き、石井軍医正と同乗し拉林《ろうりん》（背蔭河）に赴き施設の大要をみて、かつ実情を聞き各種の障害を打破して邁進することを許可するとの結論を与え、午後3時に帰隊した」

731部隊研究家がいう背蔭河の逃亡事件は、この時、10月27日に起きたと考えるのが妥当です。この時の気温を『満州気象月報（ハルビン）』で見ますと、1932年の10月27日の最低気温は1・1℃、1935年では1・8℃でした。残念なことに1933年の最低気温の記録はありませんでした。いずれにしても北海道の冬の気温です。

裸足で逃亡すれば凍傷になり、凍死する可能性もあります。こんなに厳しい気象条件でも中国の731部隊研究家は、12人が逃亡に成功したと述べています。

逃亡事件の日には背蔭河の隊員は、昼間から酒を飲んでいたようです。伝染病研究所についていろいろ書き残している福島伴次の記事によれば、当時の伝染病研究所には、年に4回の楽しい催しものがあったと述べています。それは春の観梅宴、秋の旅行、2月の初午祭、10月の家畜群霊祭などの年中行事です。背蔭河で逃亡事件のあったこの日は家畜群霊祭を行っていた頃と重なります。福島伴次は、高木逸磨の前妻の弟であり、伝染病研究所でペスト騒ぎがあった後、伝染病研究所に勤め、以降検査技師（助手）のような仕事をしており、細菌学の子ども向けのラジオ番組にも出演していました。

今村荒男は、『結核殊に肺結核』の中で、「1933年から大阪の某工場にて900人程に0・02mgのBCGを皮下に与えたが、全身および局所における変化は障害のないものであった」と述べています。工場とは人体実験場の隠語です。この年から背蔭河でBCGの人体への接種が始まったことを、裏付ける根拠でもあります。

11月11日には、結核とツベルクリン反応の関係を明らかにした小林義雄が死亡しています。彼の死因は腎癌とされていますが、逃亡事件と関係があると考えられます。

　遠藤三郎日記に戻ります。

「昭和８年11月16日（木）快晴　午前８時半安達大佐、立花中佐と共に交通中隊内試験場に行き試験の実情を視察す」

　遠藤三郎はこの日のことを『日中15年戦争と私』で次のように語っています。「被験者を一人ひとり檻に監禁し、各種病原体を生体に植え付けていまして、病状の変化を検査していました。その実験に供されるものはハルビン監獄の死刑囚とのことでしたが、如何に死刑因とはいえ、また国防上のためとは申せ、忍びない残酷なものでありました。死亡したものは高圧の電気炉で痕跡を残さないように焼くとのことでした」と記載しています。同じく、「１９３３年12月８日（金）降雪、午前８時雪を冒して飛行、吉林《きつりん》、拉法《らあふぁあ》を経て10時15分拉林着、石井および伊達氏に迎えられ、背蔭河の試験場を視察した。６００メートル平方の大兵営で、一見要塞をみる感があった。一同の努力の跡、歴然であった。20数万円の経費またやむおえないか。細部にわたり説明を聞き、昼食を共にし午後２時発、自動車にて帰途につき、午後６時、夜の荒野を幾度か道に迷いつつも、中馬大尉（石井四郎）の案内にてハルビンについた。石井は疲労のため、発熱、１時間見舞い、７時に名古屋館に投宿した」と、日記の中で遠藤三郎は述べています。

　１９３３年に文部省から伝染病研究所へ支払われた予算は、19万８９０円であったので、背蔭河の予算規模は伝染病研究所と同程度の大規模なものでした。

　背蔭河の施設は部隊員（医師も含む）、被験者で約４０００人であったと思われます。

背蔭河の実験が始まった頃には、背蔭河は平地でダムもないことから、地下水を給水塔に汲み上げ利用されていたものと考えられます。背蔭河地域では水質汚染（ＴＤＳ均値）が高いので浄水を行い、硬水から軟水に処理していたと思われます。

また、下水道もあり水洗トイレも完備していました。小泉親彦は１９０４（明治37）年にできた上水協議会には、学会が北海道で行われた時でも、台湾で行われた時でも必ず出席していました。背蔭河では上下水道水洗トイレも完備していましたが、ただ当時の水洗トイレは垂れ流しでした。発電所（石炭）もあり、ボイラーによる温水暖房も完備していたと思われます。

筆者は２００７年、雨の日に網走刑務所（博物館）に行ってみました。背蔭河の広さを実感するためでしたが、面積を比較すると背蔭河の広さは網走刑務所の2倍強もありました。これなら１５００人以上を平屋で楽々収容できると確信しました。

遠藤三郎の日記に戻ります。

「昭和8年12月24日快晴、東郷氏（石井四郎）から電話があり、父を失いなお国に帰ることなく、背蔭河の仕事に没頭しているのを聞き気の毒に思った」

「昭和9年8月11日（土）晴、午前8時半出発、モス機にて背蔭河を訪問する。東郷部隊を訪問した。10時着。予想以上の良好な飛行場ができていた。東郷（石井）中隊長等に迎えられ、試験場を3時間にわたり綿密に視察した」。

余談になりますが、モス機とはデ・ハビランド社製（英国）のＤＨ８２Ａタイガーモスのことです。

遠藤三郎の日記からは、背蔭河の人体実験場を監督していたのが石井四郎であることは確認できます。

大脱走事件の影響で、実験では「ＢＣＧとツベルクリン反応との関係」「コッホ現象の実験」「ＢＣＧ皮下接種の頻度の出現度を見た実験」「ＢＣＧの接種局所の膿瘍よりの新たな菌株の毒性試験」が行われていましたが、斃死・逃亡者はそれぞれ60人、42人、39人、55人、Ｂ工場では総計１９６人です。

９節　結核の発病率と死亡率

武見太郎（慶大、昭和５年卒）は、戦後１９５７（昭和32）年４月から１９８３（昭和58）年３月までの26年間日本医師会会長を務め、日本医師会のドンと呼ばれた男です。

武見太郎の回想録を読むと、背蔭河当時の西野忠次郎の人間性がよく解ります。

武見は、卒業と同時に内科教室に入局します。当時の内科教授は西野忠次郎、平井文雄（京大、明治44年卒）、大森憲太（東大、大正４年卒）であり、主任教授は西野忠次郎でした。

「当時の医局風景を思い出すと、これまたこっけいの一語に尽きる。西野教授が酒を飲みだすとお相手をする取り巻き連中で、医局は夕方から宴会場とまでは行かないけれども、特別な雰囲気を持った酒場に変わった。その後、片付けをする当直の看護婦さんは、大変なことだと同情していたことが度々あった。私は酒を飲まないので、このグループの人々と一緒になることは少なかった。このグループの結束、純粋に学問上の結びつきとは言えないが、非常に強いものがあった。医局の片隅に天井に達するビール箱が置いてあったし、月給日ともなれば安い待合（料亭）の女中が医局に行列して勘定を取りにくるという有様で、医局生活を学問の場として考えていた吾々は、大きな矛盾を感じた。この医局の隣が、図書室であったこともまことに皮肉なことであった。この酒びたりの雰囲気の中で、患者に取り返しのつかない生と死の問題が出てくることを考えると、容易ならざるものを私は感じた」と回想しています。

彼は33歳の時に決意をして、医局を辞めることにしました。彼が辞表を出したのは、医学について根本的に認識を異にするというのが辞職の理由だったので、西野教授からひどく叱責され、「家庭の事情という風に書き換えて来い」といわれたが、彼はとうとう書き換えることに同意はしませんでした。

武見太郎は、西野が人体実験に手を染めていたことに気づいていたのでしょう。

１９２７年の第５回日本結核病学会の宿題報告で今村荒男は、結核ワクチン（ＢＣＧを含めて）の効果判定には「１、感染を防げるか　２、発病を防ぐことができるか、すなわち罹患率を少なくすることができるか　３、罹患後の死亡率を少なくすることができるか」をはっきりさせなければならないと述べています。

今までは、人を使った結核予防に対するＢＣＧの効果実験についてのみ書いてきましたが、２および３の問題解決も背蔭河の人体実験場で行われていたのです。

図表 32 「ツ」反応陰性 BCG 未接種者と「ツ」反応陰性 BCG 既接種者との結核発病率比較

集団 No.	報告者	実施集団	観察期間	「ツ」反応（一）BCG 未接種者 人員	「ツ」反応（一）BCG 未接種者 発病者数 発病率（M_1）	「ツ」反応（一）BCG 既接種者 人員	「ツ」反応（一）BCG 既接種者 発病者数 発病率（M_2）	$\frac{M_1}{M_2}$	注（1）	$\frac{1-\alpha}{2}$	x^2	$\frac{P}{2}$
1	田中 金井	海軍	1 年 9 ケ月	794	51 0.42% ± 0.87%	1598	42 2.64% ± 0.40%	2.4	3.94	＜0.001	20.32	＜0.001
2	同上	同上	1 ケ年	867	87 10.03% ± 1.02%	9117	349 3.83% ± 0.20%	2.6	6.94	＜0.001	73.03	＜0.001
3	有馬	専門 中等学校	約 5 ケ年	186	7 3.76% ± 1.39%	764	3 0.39% ± 0.23%	9.6	2.57	0.005	23.31	＜0.001
4	同上	同上	約 4 ケ年	294	4 1.36% ± 0.67%	888	5 0.56% ± 0.25%	2.4	1.13	0.128	1.74	0.093
5	同上	同上	約 3 ケ年	525	7 1.33% ± 0.50%	1881	14 0.74% ± 0.20%	1.8	1.10	0.136	0.698	＜0.203
6	同上	国民体力 被検査者	1 ケ年	1069	15 1.40% ± 0.36%	1196	1 0.08% ± 0.08%	17.5	3.56	＜0.001	12.26	＜0.001
7	岡	国民学校	2 ケ年	244	16 6.65% ± 1.60%	831	1 0.12% ± 0.12%	55.4	4.09	＜0.001	47.0	＜0.001
8	同上	同上	3 ケ年	256	3 1.17% ± 0.87%	912	0 0		2.22	0.013	7.96	0.002
9	同上	工場 従業員	1 ケ年	320	11 3.44% ± 1.02%	183	1 0.75% ± 0.75%	4.6	2.13	0.017	2.10	0.023
10	今村	看護婦	2 ケ年半	135	40 29.63% ± 3.93%	136	18 18.23% ± 2.90%	2.4	3.36	＜0.001	10.06	＜0.001
11	同上	同上	1 ケ年	180	30 15.87% ± 2.66%	498	14 2.81% ± 0.74%	5.7	4.74	＜0.001	39.0	＜0.001
12	同上	同上	2 ケ年	161	19 11.77% ± 2.54%	285	9 3.16% ± 1.04%	3.7	3.13	＜0.001	13.06	＜0.001
13	同上	高等専門 大学生	1 ケ年	169	4 2.37% ± 1.17%	313	2 0.64% ± 0.45%	3.7	1.44	0.075	1.91	0.084
14	同上	同上	2 ケ年	169	9 5.33% ± 1.68%	313	6 1.02% ± 0.77%	2.8	1.80	0.036	4.22	0.020
15	同上	中等学校	1 ケ年	3319	63 1.90% ± 0.24%	8976	84 0.94% ± 0.10%	2.0	3.84	＜0.001	16.6	＜0.001
16	同上	同上	2 ケ年	2443	147 6.01% ± 0.48%	6281	157 2.50% ± 0.20%	2.4	6.73	＜0.001	60.6	＜0.001
17	同上	同上	3 ケ年	503	30 6.00% ± 1.01%	1906	46 2.41% ± 3.46%	2.5	3.36	＜0.001	16.30	＜0.001
18	同上	工場 従業員	1 ケ年	544	25 4.60% ± 0.90%	544	10 1.84% ± 0.57%	2.5	2.64	0.004	6.69	0.005
19	今村	工場 従業員	2 ケ年	451	54 11.97% ± 1.53%	395	10 2.53% ± 0.79%	7.8	5.52	＜0.001	26.80	＜0.001
20	同上	紡績 女工手	1 ケ年	11050	150 1.36% ± 0.11%	12395	90 0.78% ± 0.07%	1.9	4.74	＜0.001	24.2	＜0.001
21	同上	同上	2 ケ年	5481	113 2.06% ± 0.19%	6307	97 1.54% ± 0.16%	1.3	2.08	0.019	5.08	0.012
22	同上	同上	3 ケ年	3465	73 2.11% ± 0.24%	3860	68 1.76% ± 0.21%	1.2	1.10	0.136	1.27	0.128
23	熊谷 海老名	東北帝大 学生	1 年 2 ケ月	262	18 6.87% ± 1.53%	138	1 0.72% ± 0.72%	9.5	3.03	＜0.001	6.82	0.004

注（1）は図表 33 の脚注参照

図表33 「ツ」反応陰性ＢＣＧ未接種者と「ツ」反応陰性ＢＣＧ既接種者との結核発病率比較（図表32の続き）

集団 No.	報告者	実施集団	観察期間	「ツ」反応（一）BCG未接種者 人員	「ツ」反応（一）BCG未接種者 発病者数 発病率（M_1）	「ツ」反応（一）BCG既接種者 人員	「ツ」反応（一）BCG既接種者 発病者数 発病率（M_2）	$\frac{M_1}{M_2}$	注(1)	$\frac{1-\alpha}{2}$	x^2	$\frac{P}{2}$
24	西　野	飛行機工場見習工	1ヶ年	518	24 4.63%±0.92%	398	8 2.01%±0.70%	2.3	2.26	0.012	4.53	0.017
25	同　上	同　上	2ヶ年	441	54 12.24%±1.56%	337	10 2.96%±0.92%	4.1	5.12	< 0.001	8.55	0.002
26	戸　田	看護婦	2ヶ年	101	9 8.91%±2.83%	127	3 2.36%±1.35%	3.7	2.09	0.018	4.20	0.020
27	同　上	同　上	3ヶ年半	101	14 13.86%±3.44%	127	11 8.66%±2.49%	1.6	1.22	0.111	1.60	0.104
28	同　上	同　上	4ヶ年半	101	15 14.85%±3.54%	127	13 10.24%±2.69%	1.5	1.04	0.149	1.12	0.145

（注）

（イ）集団No.10，20，21，22 ………………今村委員に於て実験せるものの集計

集団No.11，12 …………………………各委員報告を集計せるもの

集団No.18，14，15，16，17 …………主として有馬委員の報告を集計せるもの

集団No.18，19 …………………………主として西野委員の報告を集計せるもの

（ロ）例数の少きものはYatesの修正を施したり

注(1) $\frac{M_1 - M_2}{\sqrt{m^2(\%)_1 + m^2(\%)_2}}$

結核発病率および死亡率の2年間の経過観察の責任者は今村荒男と記載されていましたが、印刷の間違いで本当は西野忠次郎でした。この実験は逃亡事件のあった年に「本年（1933年）大阪の某工場において、900人ほどに0・02mgのBCGを皮下に与えたが、全身および局所の反応は障害のないものである」と今村荒男が発表しています。

発病率の検討をしたのが、図表32と図表33です。図表32のNo.19は図表33の(注)(イ)にあるように西野の報告で2年間経過を見たものです。

1933年10月27日には背蔭河で脱走事件がありましたので、BCG未接種者（451人）とBCG既接種者（395人）の2年間経過観察では観察数が違ってくるのは当然です。

ところが図表32のNo.18では、BCG未接種者（544人）とBCG既接種者（544人）を1年間経過観察したものですが、観察数が同数になっています。監獄のような特殊な環境に置かれていなければ

図表 34 「ツ」反応陰性 BCG 未接種者と「ツ」反応陰性 BCG 既接種者との結核死亡率比較

報告者	実施集団	観察期間	「ツ」反応（一）BCG 未接種者 人員	「ツ」反応（一）BCG 未接種者 死亡数 死亡率（M_1）	「ツ」反応（一）BCG 既接種者 人員	「ツ」反応（一）BCG 既接種者 死亡数 死亡率（M_2）	$\frac{M_1}{M_2}$	注(1)	$\frac{1-\alpha}{2}$	x^2	$\frac{P}{2}$
今村、有馬、戸田、坂口、熊谷、海老名	看護婦	2ケ年	504	31 6.15% ± 1.07%	1016	8 0.79% ±0.28%	7.8	4.85	<0.001	47.0	<0.001
今村、有馬	中等学校	3ケ年	7655	30 0.39% ± 0.07%	20958	9 0.04% ±0.01%	9.8	4.80	<0.001	49.8	<0.001
今村、西野	工場従業員	2ケ年	1126	4 0.36% ± 0.13%	1099	0 0		2.86	0.012	3.89	0.024

注（1）は図表 33 の脚注参照

あり得ない話です。総計すると１０８８人となり、これがA工場の総人数です。

先に述べました『ツベルクリン反応検査について第２報』に述べられているA工場の収容人数と一致します。そう考えるとB工場の人数は５４４人となります。

図表34の西野・今村が行った２年間の結核死亡率の比較はＢＣＧ未接種者（１１２６人）とＢＣＧ既接種者（１０９９人）を比較検討したものです。

２回目（１９３５年秋～１９３７年秋）の実験で西野が脱落者なく、実験を続けたとしてもＢＣＧ未接種者は９９５人、ＢＣＧ既接種者は９３９人です。これでは前述した西野、今村が結核死亡率を検討した数には達しませんでした。

この時、以前読んだ柳澤謙の新聞記事を思い出しました。問い合わせたところ読売新聞社に該当するデータがありました。これで筆者は謎が解けました。

柳澤謙は２年間の経過観察で、ＢＣＧ未接種者は１４４人、ＢＣＧ既接種者１６２人に対して結核の発病率の比較検討を実施していました。

今村・西野が2クール目に実施したデータは個別に発表はされていませんが、柳澤謙のデータを利用し、計算することで明らかになります。すなわち、西野が2クール目に実施したBCG未接種者数は、発病率を検討した総数1126人から柳澤の行った経過観察数144人と西野の1回目経過観察数451人を引いた531人（脱落は13人）であること、同様に西野が2クール目に実施したBCG既接種数は発病率を検討した総数1099人から柳澤の行った経過観察数162人と西野の1回目経過観察数359人を引いた542人（脱落2人）です。

1951（昭和26）年、柳澤謙は11月9日の読売新聞で、BCG未接種者群144人と既接種者群162人の2年間の経過観察の結果を発表しています。第12回国会参議院厚生委員会（昭和26年）の『BCGに関する会議録』で、柳澤はBCG未接種群では2名の死亡者を出したと説明しています。

柳澤謙が背蔭河ではなく何処で2年間の結核の発病率、死亡率の経過観察ができたのか。この疑問については後でお話しします。

図表34は、『結核予防接種に関する報告書』の付表ですが、このデータを根拠としてBCGワクチンは結核の発病率を2分の1以下にし、死亡率を8分の1以下にすると結論づけています。

第3章 日本脳炎の人体実験

1933年7月に日本学術振興会のなかに日本脳炎の研究のため、稲田龍吉東大名誉教授（東大、明治33年卒）を首班とする第3小委員会が設置されます。発足は10月でした。

財団法人日本学術振興会（略称「学振」）は、天皇からの5年連続30万円が下賜されることになり、1932（昭和7）年12月28日に設立されました。研究は個人研究と総合研究に分けて行われました。学振には、科学のそれぞれの分野を代表する12の常置委員会がありました。また、特別委員会は2つ以上の常置委員会にまたがる重要事項に関係し、小委員会は各常置委員会が扱う分野内で総合研究を行っていました。

医学・衛生学分野は第8常置委員会でした。日本脳炎の研究は学振第8常置委員会のもとに、第3小委員会として組織されます。日本脳炎の研究を行う第3小委員会は全国の学者を集めて組織的に研究を進める新たな組織でした。第3小委員会は疫学、病原、病理、動物学の班に分かれ、委員は当初17名でしたが、後で2名追加され、公表時には19名でした。

病原体の検索は東大の竹内松次郎（東大、明治44年卒）、岡山大の林道倫《みちとも》（東大、明治43年卒）、慶大の小林六造（京大、大正2年卒）、伝染病研究所の高木逸磨および三田村篤志郎《とくしろう》（東大、明治44年卒）の4名でした。

第3小委員会発足に先駆けて、三田村篤志郎と山田信一郎（東大理学部動物学科、大正2年卒）は1933年7月中旬に流行地の岡山県に出張して調査を行います。

8月のある朝、三田村が岡山医科大学の動物舎のそばを歩いていると、飼育箱の中の兎に無数の蚊が吸い付いていました。三田村は「当地の林教授から岡山の兎に脳炎を思わせるような一種独得な病気が出ることを聞いていたので、この兎の病気や人の脳炎が蚊で媒介されるのではないかと思いついた」ということです。「そこで蚊について調べてみると、非常に有望な媒介動物の候補であることが分かってきました。蚊はあまりにも身近に多数いたので、最初は思いもしなかった」と述べています。

日本医事新報社発行の『流行性脳炎』（1935年12月5日刊）は次のような、稲田龍吉の序からはじまります。

「本年は、従来と等しく老人が多く侵されると同時に、新たに多くの小児の罹患を見、且つ、症状にも、従前とは幾分異なる諸点が見られた。今年8月、流行性脳炎が帝都にも流行を呈しつつあった当時、日本医事新報社社長梅津氏が来訪されて、其の疫學的事項及び臨床的事項について座談会を開きたいから、自分にも出るようにとのことであった。

本病と殊に深い関係のある自分は、喜んで直ちに参加を募り、人員の選択にあたった。9月5日、同10日、2回に亘って開会し、其の筆記が日本医事新報誌上に掲載されたことであったが、同28日再び梅津氏が来訪され、誌友多数の要望もあり、且つこの脳炎研究史上に一時期を画する本年の流行について、如上《じょじょう》の事実を網羅して一書となし、後に遺しておくことは、将来本病の研究上是非とも為さねばならぬことと考えるゆえ、この座談会の記事を更に整理して単行本として発行領府したいが、それに就いて、自分の監修のもとに、前記座談会出席諸氏に加えて、なお然るべき人々の執筆を請うて形式内容を共に整備せしめ、文献として永久に恥ずかしからぬものと為したいとのことであった。僅か1ヶ月間の原稿締め切り期間に対しても、各人一様に、学事多端の折にも拘わらず一人の異議に及ばず、みな快諾せられ、並びに本書発行の計画は完全に成ったのであった」

おなじ本の中で、三田村篤志郎は、「流行性脳炎」と題して執筆しています。そのなかで、1933年夏の岡山での流行時のことを、次のように話しています。

「昭和8年8月の流行に際して竹内松次郎は、岡山市で発症し、死亡した東野という患者の脳をマウスに接種し、5代のマウスにおいて今日からみれば典型的な発症を認めた。しかも、その状態を見事に活動写真（映画）に収めたのであるが発表されなかった。他の仕事（人の実験）に忙殺されたためか、ついにそれよりの移植実験が行われなかったのは、返すがえすも遺憾であった。我々は当時、氏らと実験室をならべて、研究に従事した者として目撃したままでを、書き留めておく次第である」

ここで疑問が生じます。ではこの時、三田村篤志郎は何処でどんな実験をしていたのでしょうか。「流行性脳炎」の本のなかでは、三田村も人体実験をしていたことが分かる記述があります。それは人為的に人に病毒（ウイルス）を感染させ、その脳を接種材料としてマウスの脳内に接種する実験成績の記述です。

「表についての詳細な記載は省略するが、ただ患者の病毒と病毒の分離の難易との関係に吟味して見たい。接種陽性成績は第4病日及び第5病日ではマウスの全例に脳炎を発症させ、第6病日から第9病日までは5例に認められた。之に反して第10病日以降に解剖された8例では陽性成績をあげること著しく困難となり、ただ12病日に剖検した1例においてのみ辛うじて成功が収められたに過

図表1　流行性脳炎患者の脳材料を廿日鼠に接種し病毒の分離を試みた一覧表

患者名	年齢	性	病日	接種材料	接種月日	接種方法	世代及接種成績
前田	19	♂	4	脳	21/8	脳内	⊙̇|●●|●●●●●●●●●●|●|
小野田	20	♀	5	〃	4/9	〃	⊙̈●●●●|●|
アウラセンコ	34	♂	5	〃	4/9	〃	⊙̈●●●●●|●|
カリニナ	36	♀	5	〃	3/9	〃	⊙̈●●●●●●●●●●●●●●●●●●●●●●
伊藤	18	♀	6	〃	27/8	〃	○○○○○|
関根	18	♀	6	〃	31/8	〃	⊙̈⊙̈⊙̈●●●|●|●
佐藤	19	♀	6	〃	11/8	〃	⊙̈●●●|●|
秋山	47	♀	6	〃	22/8	〃	◎̈◎○○○○○○
大野	55	♂	6	〃	15/8	〃	◎⊙◎●●●●●●●●●●●●●●●●●●●
山中	57	♂	7	〃	7/9	〃	⊙̈●●●|●|
萩原	19	♂	8	〃	13/8	〃	◎◎̈○○○○○○○○|
山砥	62	♀	9	〃	25/8	〃	◎⊙̈●●●●|●|●|
熊谷	7	♂	10	〃	6/9	〃	◎̈◎̈○○○○○○○|
小松	27	♂	11	〃	11/9	〃	◎̈○○○○○○○
稲岡	53	♂	11	〃	23/8	〃	○○○○○○
牧野	6	♀	12	〃	20/8	〃	⊙○○⊙⊙⊙̈⊙̈|●●
田邊	16	♀	12	〃	2/9	〃	◎̈◎̈◎̈◎̈◎|
中田	20	♂	15	〃	16/9	〃	○◎|○
柳生	32	♂	18	〃	21/8	〃	◎◎○◎◎○○○◎○○|
粟永	40	♂	約30	〃	2/10	〃	○○○|

○全く異常なきかあるいは症状軽微なるもの　◎罹患が推定さるるも疑はしきもの　⊙動物の一部分が罹患せるもの
●動物の全部又は殆ど全部が罹患せるもの　⊙̈、◎̈は接種動物群中定型的罹患或は多少ながら著明の症状を示せるものよりの次代接種を示し、⊙、◎は接種動物群中殆んど症状なきかあるいは軽い症状のものより接種せるを示す
｜はグリセリン内保存を示す

ぎない」（図表1）

ここでいう病日とは患者（流行性脳炎）の脳を健康人の脳に接種した後の日数です。医者が使用する病日とは、臨床症状が出て、入院してからの日数を数えます。ここでいう実験は、人に感染させた脳炎ウイルスは、何日まで感染力があるかどうかを検討したもので、人体実験でないと不可能です。

また、林通倫（岡山大学精神科教授、

戦後学長）についても次のように語っています。

「林道倫氏は一昨年の流行に際し、6例の脳材料を用いて南洋尾長猿（カニクイザル）における移植実験に、大成功を収められた。とくに氏が東野という患者から得た病原体株は、強毒性があり、5代にわたって多数の猿に、ほとんど10割の感染率を示しつつ、その毒性を保持していたのである。しかも、この系統の動物の脳には、人の脳炎に極めて酷似する病状が証明された。林教授の所見は、セントルイス脳炎における米国の学者の猿についての所見よりも、はるかに顕著なものであった」と述べています。

また、「林が猿を用いて分離した病原体は、5代まで継代されたが、その後、冷却保存不備のため失った」と述べています。背蔭河の人体実験は、流行性脳炎（日本脳炎）についても行われ、これも成功裏に終わろうとしていたと考えられます。しかし、1933年10月27日、背蔭河の大脱走事件で、停電により、頓挫したのでしょう。

この年、アメリカでは、脳炎の研究において見事な成果の発表があります。1933年夏、セントルイス市を中心に流行した脳炎は日本脳炎に類似していることが明らかになり、病原体の検索が行われました。米国の研究者アームストロングは猿への感染実験に成功します。さらに、米国の研究者ウェブスターがマウスへの感染実験および継代移植に成功します。米国の研究者の華々しい研究成果をよそに、林が猿（人）を用い分離した病原体を失ったため、ウェブスターの実験結果が日本に知らされた頃には、マウスに追試する機会は失われてしまいました。

我が国の研究者は1934年夏の流行を待っていましたが、日本脳炎の流行は見られませんでした。そのため日本脳炎の研究はアメリカに一歩リードされてしまいます。しかし、日本の学者は流行性脳炎の感染経路を明らかにするための人体実験を諦めてはいませんでした。

日本医事新報社発行の『流行性脳炎』で、１９３５（昭和10）年の出来事を、三田村篤志郎と山田信一郎は「第7病日迄に病毒に感染させられた人の血液を蚊に吸着させ、その蚊からの抽出液をマウスに接種することによって病毒が証明された。初期に病毒が血中にあるということは、今回初めて見いだされたことである。蚊が伝染を媒介するということは重要な所見である」と述べています。

１９３５年に我が国で流行が起こります。期待に反して、岡山の材料が余り好適でなかったためか、林教授の実験は不成功に終わります。しかし、多数の学者の実験は猿（人）移植が奏功し、一昨年の林道倫の所見は随所で確かめられます。

「谷口腆二（東大、大正3年卒）、川村麟也（東大、明治40年卒）、高木逸磨、竹内松次郎、並びに小林六造の研究がそれである。特に小林は22例の脳材料を32頭の猿に移植し、その3例から実際に陽性の成績を挙げている。ただ小林は猿から猿への移植が極めて困難なることを指摘しているが、高木逸磨の実験ではこの事が比較的楽に成功している。病毒の強弱と猿の抵抗力の差異によって種々の結果が生まれることが想像される。各学者の認めた猿の症状及び解剖学的所見は、主要な点に於いて林道倫のそれに一致している」と三田村は『流行性脳炎』のなかで記載しています。

１９３６年2月14日、稲田龍吉は第３小委員会委員および共同作業者の研究・調査の概要を次のようにまとめました。

①実験動物としてはマウスが最も感受性が高く、猿は著しく低い。
②病毒がろ過性病毒であることは皆一致した所見である。
③病毒は伝染泡沫説と蚊媒介説がある。

その後、流行性脳炎は蚊が媒介していることが認められ、三田村は1954（昭和29）年に日本学士院賞を受賞します。ここで、詳細は述べませんが、日本脳炎の最初の研究は、1933年8月から10月27日までの間、背蔭河で行われていたと推察できます。

第4章 第4性病（鼠径リンパ肉芽腫症）の研究

1節　実験医学雑誌の雑報

１９３５（昭和10年）年２月発行の『実験医学雑誌』雑報に、次のような記事が掲載されています。

「昭和10年１月24日（木）午後１時から所内（伝染病研究所内）講堂において、学術集談会が開催され、宮川米次、三田村篤志郎、矢追秀武、石井信太郎（東大、大正13年卒）、中島壽（東大、大正９年卒）、岡西順二郎、渡辺漸（東大、昭和４年卒）、佐藤久蔵（東大理、昭和６年卒）ら諸氏（彼らは第４性病第１回報告の共同研究者）で、第４性病の病原体に関する研究が報告された。来聴者多数で開会前に満員の状態であった。なお林春雄、稲田龍吉名誉教授、陸海軍の関係者の来場は、注目を引いた。同講演の詳細は、本誌１月号に掲載された。また当日は、多数の標本について新小体の供覧がありました。また病原体接種の猿の発病状態を、活動写真（映画）で如実に示した。なお同講演後、東大皮膚科の長谷川、慶大の小林六造から追加発言がありました」

第４性病とは、梅毒、軟性下疳、淋病につぐ第４の性病という意味で、１９３１年に正式な独立した性病であることが、ほぼ明らかになります。この病気に感染すると外陰部に数日ないし数週間の潜伏期の後に、小水泡、小丘疹からなる初期感染巣ができ、局所リンパ節に広がって炎症、化膿を起こします。男性では鼠径リンパ節、女性では骨盤内のリンパ節が侵されます。慢性の経過をとると、非常に複雑な症状を示すようになり、初めは、熱帯のみに存在すると考えられていましたが、温帯にも寒帯にも広く発生することが明らかになります。当時の知見は、通常の細菌用培地で培養できないことから、感染原因の本体は濾過性であるというレベルにとどまっていました。

昭和の初め、伝染病研究所の病院でもこの病気を診ることが稀ではありませんでした。伝染病研究所では三田村篤志郎の発議により、1934年2月20日にこの病気の研究が始められます。リンパ節の病変が単なる膿瘍でなく、マクロファージ（組織内に認められる血管外細胞で遊走性および貪食性の白血球の一種）が多数集まっているので、恐らくウイルス性の疾患であって、リンパ球のなかに病原体が見つかるであろうと予想を立てていました。当時、この研究は、フランスをはじめ、ヨーロッパ諸国でも流行し始めていましたので、病原体発見の先陣争いとして非常に急いで研究されていました。

本病の材料は、伝染病研究所入院患者より集めると同時に、昭和病院、警察病院、帝大病院、陸軍軍医学校病院などの好意によって集められました。

そして、1934年11月8日、『リンパ肉芽腫に関する研究（第1報）』では、使用した材料は総数20例で10例は動物に接種せず、その他の検索に使用したこと、種々の動物に接種法を変えて行った結果、猿の脳内接種がもっとも顕著な所見が得られた、と報告しています。

使用した猿は、南洋尾長猿（カニクイザル）や赤毛猿でしたが、そのうち特有な脳症状を呈したものは常に幼弱な猿でした。老年に達した猿は、その症状が確実ではありませんでした。体重は1kg以下特に700gのカニクイザルがもっとも良いとし、赤毛猿は比較的大きかったため、感染させても顕著な症状は出なかったと報告されています。カニクイザルなら成人雄で5～9kg、赤毛猿なら成人雄で10kgです。実験に使用された猿には、成人の猿も老年に至ったものもいませんでした（図表1）。

ところが、つくば霊長類医科学研究センターのデータによると、「雄のカニクイザルの新生児体重は340～400g、アカゲザルは450g位である。さらにカニクイザルは生後3か月で約650g、6か月で約800gになり、生後6か月になったところで離乳する」となっております。体重800g以下のカニクイザルは離乳しておらず、実験動物にはなり得ません。

2節　実験動物は2～3歳の男の子

手がかりになる本が出てきました。第4性病の共同研究者の矢追秀武の著書『私の70年史』（非売品）を発見しました。これには、「昭和7（1932）年の夏、ストックホルムの国立細菌学研究所を訪ねて、第4性病の病原体の濾過性を立証したワッセン君から、日本にこんな病気があるかと聞かれた時、私は聞いたこともないと答えている。しかるに帰国後まもなく、素手で横痃《おうげん》の手術をした外科医が同病にかかったことから、伝染病研究所の特別課題の一つとして研究されることになった」

そして、「宮川所長をチェアマンとし、三田村先生は病理組織、細谷君は培養試験（一応細菌性のものと仮定して）、私は材料の収集と供給、並びにウイルスの分離を担当した。クラスメートの中島壽は、最初から私の班に属していた。やがて石井信太郎、岡西順二郎が加わった。いわゆる宮川小体を最初に見た男は中島壽であったが、私は限外濾過試験の結果を待って、それを認めようという態度をとっていた。かくして6報告に及ぶ研究が、昭和9（1934）年2月20日〜昭和11年2月末日に至るたった2か年でできたことは、我ながらその早さに驚くばかりである。私も当時は41〜42歳の若さで、研究者として最も油の乗った頃であったとつくづく思う。第4性病の仕事を始めてから7〜8か月の間は猿にどうしても感染せず、たまたま愛玩用のとっておきの小猿を使用してうまく罹った。今まで成熟猿ばかりを使用していたのが失敗の原因であった。その間、宮川先生は同仁会の親玉として支那へ行っておられ、ちょうどサルが罹りだした時に帰ってこられたとは、運のいい方は違ったものである。使用した猿は200頭に達している」

さらに彼は話を続けます。「この子猿はバナナを好まず、柿やブドウなどの旬なものを好んだ。室温を25℃にするように冬には練炭ストーブ2台備え付けにし、これを交互に使用することによって見事に目的を達成することができた。また、柿やブドウなど旬の果物を与えたことも好かった。というのは、初めにシンガポール辺りのサルを思い出してバナナを与えてみたら、古バナナなどはてんで相手にしてくれなかったのである。海外でもいち早く認められウイルスとリケチャの中間に位置し、宮川の名前をとってミヤカワネラというグループ名が記載された。昭和30（1965）年5月12日、学士院賞を一人占めにされた。先生は本当にラッキーボーイである」

この中で明らかな嘘があります。宮川が同仁会の親玉（副会長）になったのは1938年3月7

図表1　カニクイザルの体重と脳症状発現率

体重1000g以上		
猿番号	体重（g）	症状
35	1550	−
46	1300	−
50	1220	＋
51	1090	＋
44	1800	−
41	1810	−
40	1700	−
37	1600	−
38	1520	−
47	1070	＋
48	1400	−
85	1030	＋＋
116	1050	＋＋
＋＋2頭（15.38％） ＋ 3頭（23.08％） − 8頭（61.54％）		

体重800 − 1000g		
猿番号	体重（g）	症状
45	900	＋
84	1000	＋＋
86	1000	＋＋
55	850	＋
57	950	−
58	885	−
61	825	＋＋
68	810	＋
69	825	＋
71	860	＋
72	910	＋
91	960	＋
92	865	＋
93	920	＋＋
49	850	＋＋
96	810	＋＋
118	1000	＋＋
＋＋7頭（41.18％） ＋ 8頭（47.06％） − 2頭（11.76％）		

体重800g以下		
猿番号	体重（g）	症状
53	680	＋＋
54	800	＋＋
56	735	−
60	685	＋＋
62	650	＋
63	670	＋
64	740	＋
65	735	−
70	750	＋
87	740	＋＋
88	690	＋＋
89	800	＋
90	720	＋＋
94	665	＋＋
74	725	＋
＋＋7頭（46.67％） ＋ 6頭（40.00％） − 2頭（13.33％）		

＋＋完全麻痺
＋ 不全麻痺
− 無麻痺

日のことです。また、宮川は1934年6月17日から7月19日までの33日間、阿部俊男と満州の旅に出かけています。

第4性病の共同研究者だった石井信太郎も、後に「この研究は伝染病研究所の特殊研究として採用されたテーマの1つであった」ことを認めています。特殊実験だから、実験に使用されたのは当然、人です。

『リンパ肉芽腫に関する研究（第1報）』にある、実験動物にされた猿の体重（図表1）を20倍すると2〜3歳くらいの小児の体重になります（図表2）。脳内接種されなかった猿の体重は1か月で100g増加しています。これは、

図表2　人の体重と脳症状発現率

体重1000g以上		
猿番号	体重（kg）	症状
35	31.0	－
46	26.0	－
50	12.2	＋
51	21.8	＋
44	36.0	－
41	36.2	－
40	34.0	－
37	32.0	－
38	30.4	－
47	21.4	＋
48	28.0	－
85	20.6	＋＋
116	21.0	＋＋
＋＋2頭（15.38%）		
＋　3頭（23.08%）		
－　8頭（61.54%）		

＋＋完全麻痺
＋　不全麻痺
－　　無麻痺

体重800－1000g		
猿番号	体重（kg）	症状
45	18.0	＋
84	20.0	＋＋
86	20.0	＋＋
55	17.0	＋
57	19.0	－
58	17.7	－
61	16.5	＋＋
68	16.2	＋
69	16.5	＋
71	17.2	＋
72	18.2	＋
91	19.2	＋
92	17.3	＋
93	18.4	＋＋
49	17.0	＋＋
96	16.2	＋＋
118	20.0	＋＋
＋＋7頭（41.18%）		
＋　8頭（47.06%）		
－　2頭（11.76%）		

体重800g以下		
猿番号	体重（kg）	症状
53	13.6	＋＋
54	16.0	＋＋
56	14.7	－
60	13.7	＋＋
62	13.0	＋
63	13.4	＋
64	14.8	＋
65	14.7	－
70	15.0	＋
87	14.8	＋＋
88	13.8	＋＋
89	16.0	＋
90	14.4	＋＋
94	13.3	＋＋
74	14.5	＋
＋＋7頭（46.67%）		
＋　6頭（40.00%）		
－　2頭（13.33%）		

サルのデータとしていますが、実は2～3歳の子どもの体重が1か月で2kgくらい増加（図表3）していることを意味します。子どもに合わせた美味しい献立がつくられていたと推定できます。

　また、サル（人の子ども）の脳内接種により発症までの潜伏期間や感染後の症状の出方などの多くのことが明らかになります。まず、潜伏期間は短いものは4～5日、長くとも1週間から10日前後でした。脳内接種後、脳側の上肢に不全麻痺をおこしてくること、通常上肢は下肢よりも早く症状を示しました。そして、しばらくして、偏側から両側が侵されるようになります。軽度の不全麻痺は1週間

図表3　接種猿と健康猿との体重増減曲線

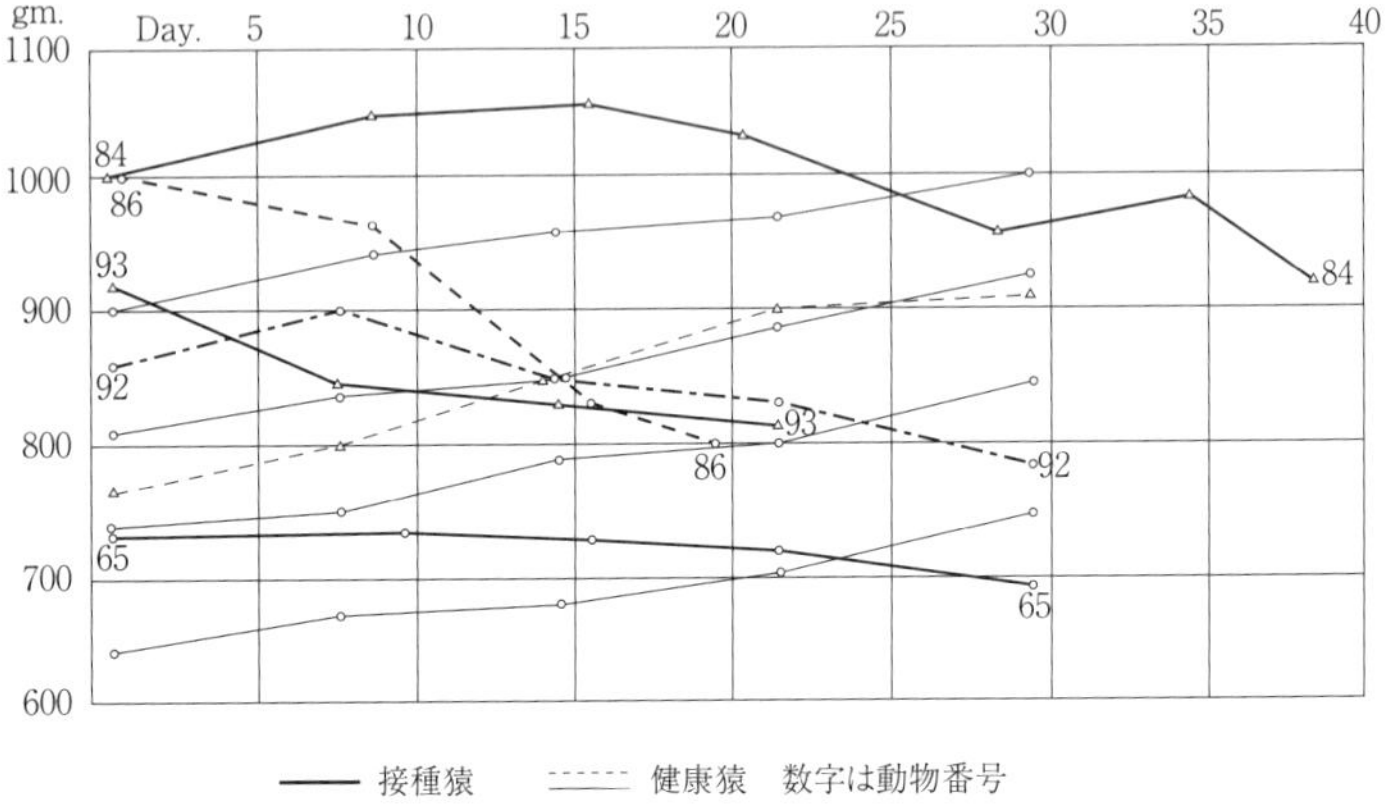

もしくはそれ以上に及びます。この間に上肢の振戦はさらに進んで、全身の振戦が出現するものもあります。このような状態でも回復する場合もありますが、多くは一層強度になって完全麻痺となり、弛緩状態へと進行します。この発生も通常、健康な上肢に始まり、後に下肢に来ます。最後には死に至ります。感染猿（人の子ども）における脳、脊髄、睾丸、リンパ腺、腹腔液等の塗抹標本をギムザ染色すると濃染された、一種の顆粒小体を認めることが明らかになりました。

『リンパ肉芽腫に関する研究（第2報）』では、サル（人の子ども）から得られた脳材料をマウスの脳内に接種する実験が報告されます。サルから得られた脳材料をマウスの脳内に接種しても発症しませんでしたが、その脳を材料に接種を繰り返すことによって、第3代以降に顕著な脳症状を起こすことができました。塗抹標本には無数の微小体が見つかり、これは猿の脳内に見いだされたものと一致しました。

『リンパ肉芽腫に関する研究（第3報）』では、この小体はギムザ染色でよく染まり、光学顕微鏡でも確認できることが明らかにされます。この小体はほぼ球形をしており、大きさは0・3ミクロンでした。矢追の限外濾過法でも0・24〜0・33ミクロンでした。1ミクロンは100万分の1メートルです。

『リンパ肉芽腫に関する研究（第4報）』でこの小体は、普通の培地では増殖しないが、孵化鶏卵の脈絡尿膜細胞ではよく増えることが報告されます。

『リンパ肉芽腫に関する研究（第5報）』では、温度、湿度、濃度、経過時間などの様々な環境条件下での病原性の変化について報告されます。56℃10分以上で病原性が消失すること、室温に放置した場合には病原性は長く保有されること、1万倍希釈しても病原性はなくならないが、10万倍希釈すると感染しないことが明らかにされます。また、病原体に対する中和抗体についても報告されます。回復期の患者血清は、猿（子ども）の発病を阻止することができました。

『リンパ肉芽腫に関する研究（第6報）』では、サル以外の小動物にも感染性があることが報告されます。1か月間に5回継代しても、なおマウスに対して病気を発症させることができます。モルモット、シロネズミのからだを通すと毒力は増強しました。

このような所見から宮川らは、この顆粒小体を病原体と断定します。これは「宮川小体」と呼ばれ、現在のクラミジア感染症のひとつとして知られています。

第4性病の第1回報告が出される前の共同研究者の足取りを、『実験医学雑誌』の雑報で追ってみました。

宮川米次は、1934年6月17日から7月19日までの33日間、阿部俊男（東大、大正8年卒）と共に満州に出張し、「満州における見聞」を書いていました。満州見聞は阿部にまかせて、宮川は生体実験に関わっていたと考えられます。つまり、猿（子ども）が第4性病に罹った時期は、宮川が1934年6月、満州へ出張した時期と一致します。

宮川が、伝染病研究所の所長になってからの所長代理はいつも高木逸磨であり、この時もそうでした。

1934年5月の雑報では娘婿岡西順二郎は、文部省の在外研究員を命ぜられ、5月14日に伝染病研究所地下食堂で送別会が開かれ、50名が出席します。5月17日には、浅間丸で渡米、翌年1935年1月11日帰国になっています。

岡西順二郎はこの時アメリカではなく、宮川より一足早く満州の背蔭河に行っていたのだろうと、筆者は考えています。

一方、三田村篤志郎は9月6日付けで中華民国へ出張、9月26日付けで佐藤久蔵は朝鮮に出張となっています。

矢追秀武は11月2日に台湾に出張と、続々と背蔭河に集結しています。

岡西の渡米が偽りであることが明確になると同時に、今までの疑問が解けてきました。

岡西をはじめ、短期欧米留学、短期外国出張は隠れ蓑に過ぎず、行き先をごまかす最良の方法であることが推察できます。

3節　癩菌の純培養

１９３７（昭和12）年7月の『実験医学雑誌』雑報で、宮川米次は「高木逸磨らは誰もがどうしてもできなかった癩の病原菌を動物に感染させることに成功し、加えるに癩菌培養の純培養をできたことは非常なる学績だと申して良いと存じます」、また、１９３８年6月の雑報でも宮川米次は「高木逸磨は福島伴次と共に多年に亘って癩の研究を遂行せられている。「マウス」、家兎等に人癩の結節を材料として、その移植に成功せられた。先ず「マウス」には予め一定量のしゃもじ1杯の蛇毒を注入しておき、之に人癩結節の雑菌のないものを腹腔内に接種するのである。斯くすると、毒素によって諸種の影響を蒙った「マウス」の腹膜内、又は腹壁に特有なる癩菌を生じ、之に要する時間は大体2～３００日で5代まで接種継続に成功したという。家兎の皮下に接種すると驚く程盛んに増殖し、約3週間で小指頭大までなった」と癩菌の移植に成功した経緯を述べています。

これらの実験は約1年かけていますので、１９３６年2月末に第4性病の実験が終了したあとの１９３６年から１９３７年にかけての背蔭河での実験と推定されます。

結核菌は１８８２（明治15）年にコッホによって発見されましたが、癩菌はその9年前に発見されました。しかし、「癩菌」は結核菌と同じ抗酸菌ですが、現在に至るも純培養は不可能です。

１９６０（昭和35）年、「癩菌」をマウスの足蹠（足底）へ移植することに成功し、１９７１（昭和46）年にはアルマジロへの移植に成功しています。

高木逸磨、福島伴次による「癩菌」のマウスの腹腔内や家兎の皮下への移植は人間の子どもの移植実験に成功したということを意味しています。彼らは癩菌に関する正式な論文を出していません。

第5章 731部隊

1節　超音波処理BCGワクチン

731部隊で石井四郎が部隊長であったことは、遠藤三郎日記から明らかです。

「昭和14年12月10日快晴、零下20度、午前9時、飛行機に宮田宮（恒徳）殿下（皇族）の奉送の後、石井大佐の案内で、平房の加茂部隊（秘匿部隊）を視察した。昭和8年、背蔭河時代と全く今昔の感があった。石井大佐の偉大なる力に敬意を禁じえなかった。昼食の際、高等官一同に希望を述べ、かつ背蔭河時代の雇員一同に面会。飛行機をもってする演習まで実施。（略）

夜10時半頃より12時頃まで石井大佐の来訪を受けた。中央部より細菌をもってする攻撃の実行を命ぜられるも、防除法の研究未完のため、実行には不同意なると漏らしていた。私も同感であった」

731部隊の陰には小泉親彦がいました。これを証明するには『長与又郎日記』が最適と思われますので引用します。長与又郎は、1940（昭15）年8月16日午前10時東京発「つばめ」に乗って、満州、北支の旅に旅立っています。東亜文化協議会第4回総会（北京）に評議員として出席するための旅行で、まずその前に満州を視察することになります。

「昭和15年8月25日　日　晴

石井四郎大佐の官邸に赴き「ノモンハン」の戦闘、徐州開戦に多くの犠牲者を出した過労と飢餓により多くの死者出したる原因不明の疾患に関する活動写真を観て、帰還せしめたのは（深夜）12時半なり」

「昭和15年8月26日　月　晴　（ハルビン）

6時半、渡辺氏を伴い、24km距てた平房に石井部隊を訪い、石井大佐の案内にて事業の一般を見物せるは9時なり。武蔵野にて水炊きの饗応を享く。ハルビンより24kmを隔てた平房に建てられた加茂部隊は石井四郎大佐の設計、小泉（親彦）軍医中将の力強き後援にて出来たるもの、7から8部通り完成す。敷地600万坪、延べ建坪は完成の上は10万坪に近し。電気水道一切自給、規模極めて大なり」

1941（昭和16）年7月、小泉親彦は厚生大臣になります。彼が大臣として行った最初の仕事は国民学校（今で言う小学校）卒業時に、就職を希望するものに対しBCG接種を行うことでした。1942年3月に国民学校卒業時のBCG接種が始まります。

財団法人結核予防会発刊『日本学術振興会第8（結核予防）小委員会、結核予防接種に関する報告書』緒論の委員会研究経過の大要には、1941（昭和16）年、長与委員長死去後、熊谷委員長となり、第8小委員会の中から特に「ワクチン」製造特別委員会を組織して「ワクチン」製造と、接種の実施とについて研究して今日に至るとの記載があります。この「ワクチン」製造に応えたのが柳澤謙でした。

1937年4月30日、満州国衛生技術廠から帰国した柳澤謙は、伝染病研究所でBCGの製造に携わりました。BCG製造に一貫して協力したのが大林容二（京大、昭和8年卒）です。柳澤謙と大林容二は１９３３年の春に背蔭河で出会います。それ以来、柳澤謙と大林容二は研究仲間として長い間、ＢＣＧ研究を共にすることになります。

ＢＣＧは放置すると自然に菌塊をつくり固まる性質があるので、すり鉢ですって均一にしていました。すり鉢ですることは非常に手間のかかることでした。この固まりやすい性質は、ＢＣＧ製造の妨げになることから、何とか均一にする方法を開発する必要がありました。この問題を解決するため、柳澤謙が目を付けたのが超音波です。超音波をＢＣＧにあてると均一になることを発見します。１９３９年、久保田製作所から超音波装置を手に入れ、研究を重ねます。当初は少量でしたが、手応えはありました。その後、結核研究所の看護婦宿舎で研究を続け、１９４１年、柳澤謙はついにＢＣＧの大量生産に成功します。

超音波処理により量産したワクチンの実験開始は、長与又郎の死後まもなくのことで、関東軍防疫給水部７３１部隊による人体実験により、実証研究が行われます。この人体実験による研究の目的は、一番効果の高い製造方法と条件を発見することでした。方法は、３９１人を対象に、全員に製造条件の異なるＢＣＧを接種し、ＢＣＧ接種10週後に結核菌を対象全員に感染させ、さらに10週後に全対象者を解剖し、効果判定を行いました。この実験の期間は5か月でした。成績は２８０kHzで処理したワクチン（図表1）より、５６０kHzで処理したものが優れていることが確認されました（図表2）。結論として、超音波処理したワクチンは、手ずりワクチンより効果が高いことも明らかになりました（図表3）。

図表1　各種接種量による免疫効果実験成績

感 染 量：0.01mg
BCG接種：1.0mg 感染前 10 週
解剖：感染後 10 週

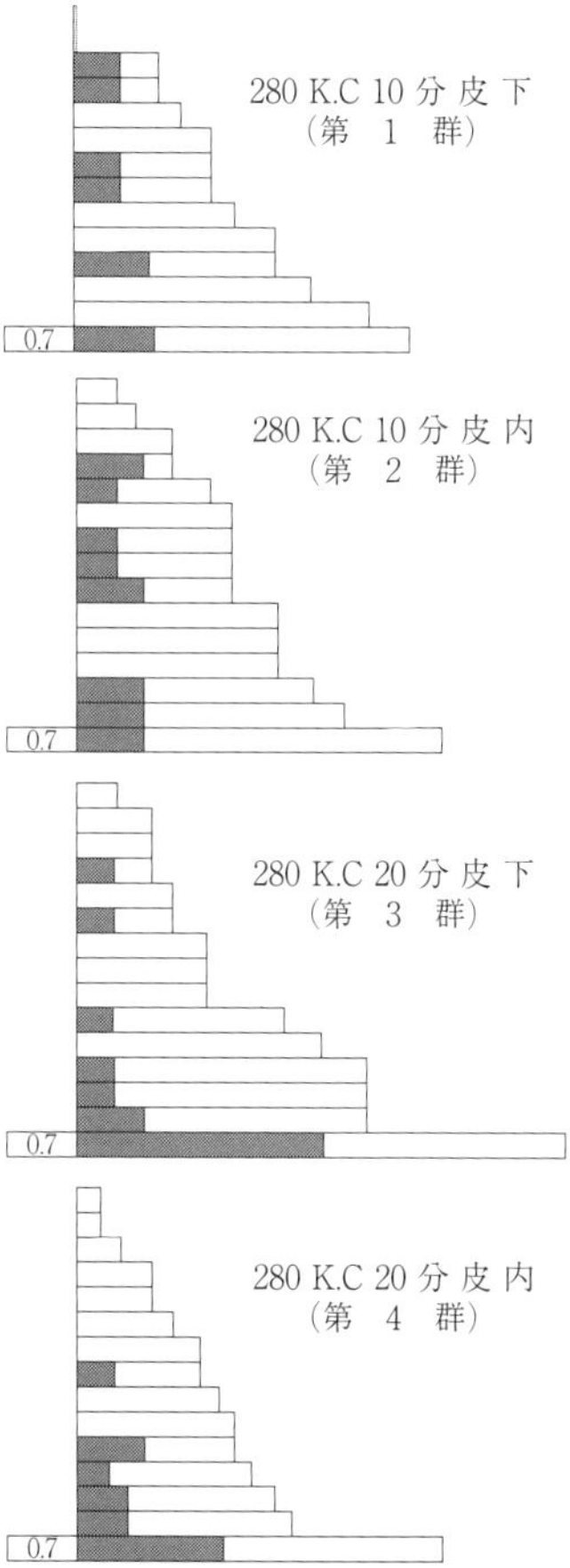

（桃 井 委 員 報 告）

図表2　各種接種量による免疫効果実験成績

感 染 量：0.01mg
BCG接種：1.0mg 感染前 10 週
解剖：感染後 10 週

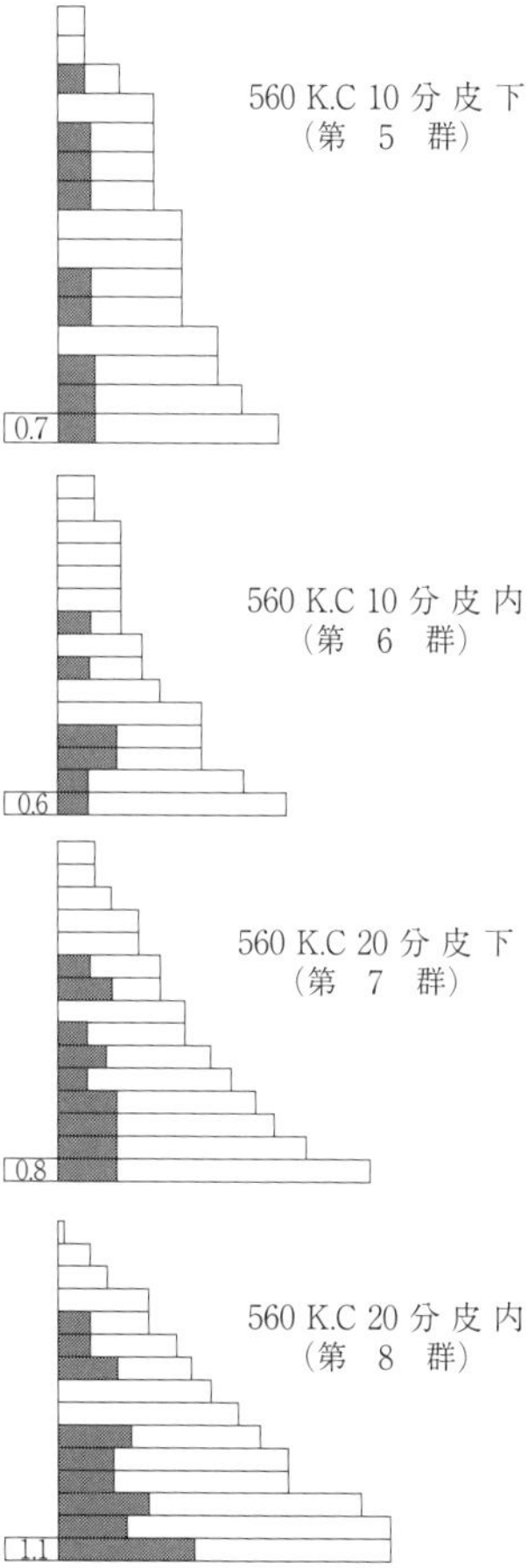

（桃 井 委 員 報 告）

KC ＝ kHz（キロヘルツ）

図表３　各種接種量による免疫効果実験成績

感染量：0.1mg H_2 株皮下
BCG接種：感染前７週
解剖：感染後５週

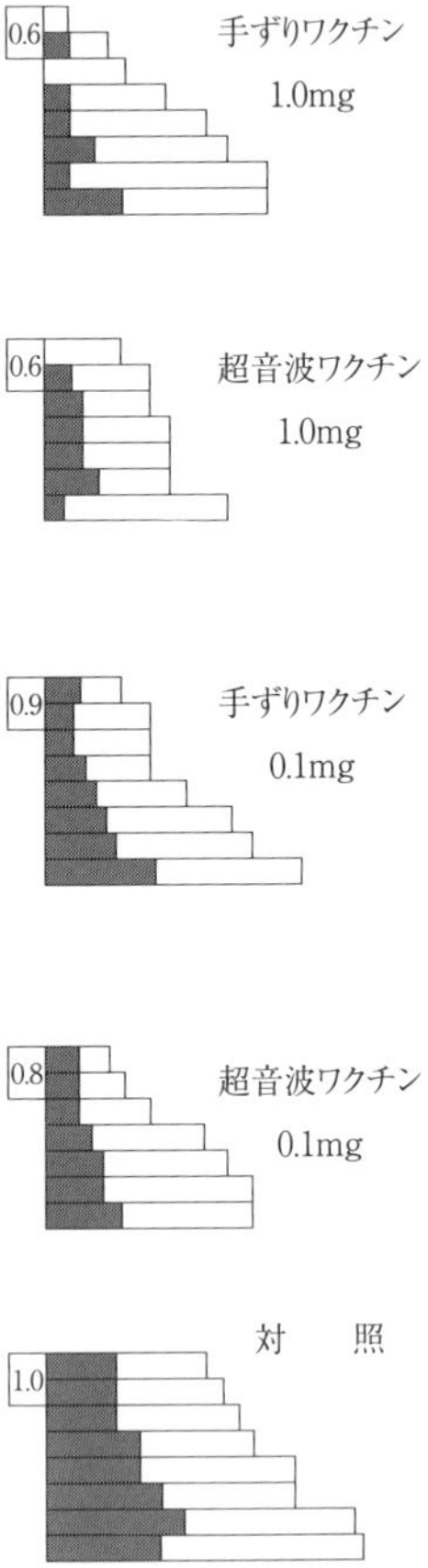

（柳澤委員報告）

２節　石井四郎の役割

宮川米次は、１９３５（昭和10）年7月に、『実験医学雑誌』雑報の「所懐」で細菌戦の実施について「実戦に最も大切なのは士気である。此の士気を活用するのは頭のよい幕僚の作った作戦であり、此れを断の一事で疾風的に決行するにあるのだと。誠に古今の名言であります。此の金言は吾等科学戦に携わって居るものにも、完全にあてはめることが出来ると思うものであります」と発表しています。

また、宮川米次は１９３６年7月、『実験医学雑誌』雑報の「第80回講習終了式に際し講習生並びに全職員に告ぐ」で、関東大震災後、大きくなり続けた伝染病研究所の組織改編に取り組み、19

学部を半減したと述べています。また、重要なこととして「特種研究」を行うために特別研究室を設け、伝染病研究所長の直属とすること、この特別研究室は4個であると述べています。「特別研究室」は特種研究の研究内容を７３１部隊に指示する役割を担っていました。細菌戦研究の中核となる、７３１部隊の影の参謀本部となる幕僚は伝染病研究所長直属の、この4つの特別研究室のトップ4人でした。特別研究室の4人は、1、昆虫学研究室・山田信一郎、2、疫学研究室・野辺地敬三（東大、大正8年卒、ハーバード大学、昭和元年卒）、3、食品研究室・遠山祐三（東大農芸、大正元年卒）、4、精製痘苗室・矢追秀武です。しかし、山田信一郎は１９３７年5月、中国でカラアザール病のため死亡しています。

１９３１〜１９３７年に行われた、結核、日本脳炎、第4性病、癩病の背蔭河での研究と人体実験が終了し、予定どおり７３１部隊の細菌戦の研究がはじまります。実験開始時期は、『実験医学雑誌』の雑報を見ると明らかになります。すなわち、１９３８年3月末〜4月初旬、いち早く伝染病研究所の所員が動員されています。石光、中込氏が陸軍技師に任ぜられ、彼らはともに、北満石井部隊に赴任します。

それぞれ１９３８年3月31日、4月2日に東京を汽車で出発しました。石光とは石光薫（東大、大正9年卒）、中込とは中込亘（東大、昭和2年卒）です。ところが中込亘は１９３８年8月18日に殉職しています。

「『故中込亘の弔辞』故中込亘君を思う」という三田村篤四郎の追悼文では「中込亘君は8月18日哈爾浜市において忽然と亡くなった。8月10日、日頃些細な病気が嵩じて遂に憂慮すべき状態に陥られたこと聞きました時には、伝染病研究所に籍を置く者は、君を深く知る、知らないの別なく驚きに言葉もなかった。彼は昭和2年、東京帝国大学医学部を卒業し、昭和4年4月25日、吾伝染病研究所の人となりました。技手として小島博士の検査部に入り、本年（1938年）3月10日陸軍技師として北満石井部隊に行くまで、前後9年間我々の中にいました。人生の第一歩において両親を失うという最大の不幸を嘗められた君の一生は、その後も波立ち風吹く日が多かった。伝染病研究所に入ってから元来蒲柳《ほりゅう》の質である君は、十年一日の如く休む日とてなく、孜々《しし》（熱心）として学に励まれました。家が貧しかった君は伝染病研究所で得る薄給だけで生活し、人生の荒波を渡ってきました。君が酒及び煙草を嗜まず、自らを持する倫素で、物事に接し几帳面であり、一旦決心すれば強い意志で貫く人であったことは、一には君の境遇による修養の結果でしょう」と述べています。

当然、各大学からの北満石井部隊への参加もありました。
二木秀雄（金沢大、昭和8年卒）、石川太刀雄丸（京大、昭和6年卒）、岡本耕造（京大、昭和6年卒）、田部井和（京大、昭和6年卒）、吉村寿人（京大、昭和5年卒）、田中英雄（京大理、昭和7年卒）なども1938年3月、平房の石井部隊に入隊しています。

東大からは、1940（昭和15）年8月1日付けで、米倉秀雄（東大、昭和10年卒）が石井（四）部隊に派遣されたことも、雑報に掲載されています。

戦争が終わった1945年8月28日、アメリカから派遣されたサンダース（アメリカ陸軍の生物兵器の研究・開発所属の医学者）は病気で本国へ帰りました。その後、トンプソン獣医中佐（フォート・

デトリック基地＝生物兵器開発に所属）は、石井部隊では細菌戦の研究はしていたが人体実験はしていないということで、アメリカは納得し、ＧＨＱ占領軍は細菌戦研究にかかわった人への戦犯免責を行ってしまいました。

ところがトンプソンの調査も終わり、そのレポートが提出されて半年以上たった頃、アメリカでは晴天の霹靂という事態が起きました。

１９４７年1月、ソ連からアメリカ占領軍に対して、石井を筆頭とする７３１部隊の細菌戦部隊関係者の引き渡しを求める要求がなされたのです。このソ連からの要求により、初めてアメリカ占領軍は７３１部隊が人体実験を行っていたことを知ることになります。

７３１部隊が人体実験をしていたことを知ったアメリカは、１９４７年10月28日、日本にヒルとヴィクター（フォート・デトリックの基礎科学部）を派遣し、石井はじめ７３１部隊関係者への面談を始めます。この時のレポートは60頁からなるヒルレポートにまとめられ、本国アメリカへ送られました。

このレポートに記載されたヒルとヴィクターに尋問されたメンバーを見ると、ある疑問を感じました。ひとつ目の疑問は石井四郎がこの面談の大半に対応していることです。

石井四郎はもの作りにすぐれた才能がありました。細菌培養缶に続いて、濾水器用応急停止装置による石井式濾過器や石井式陶器爆弾（ペスト蚤をのせた陶器製の爆弾）で知られています。石井四郎は７３１部隊長でした。７３１部隊は隊員、家族まで含めると数千人の大所帯でした。その他、細菌戦の作戦や兵隊の管理など人やモノを管理するのに忙しく、細菌の研究などに取り組む時間は石井にはほぼなかったと考えられます。

そのような状況であるにもかかわらず、ペスト・ガス壊疽・鼻疽・破傷風・天然痘・コレラなどの危険な細菌について石井自身は研究していないのに、石井が尋問に答えています（図表4）。

ふたつ目の疑問は、若い医者が尋問を受けていることです。731部隊の特徴は東大以外の他大学を含めた雑多な混成部隊で、伝染病研究所とは違い、細菌研究には未熟な若い医者が多かったのです。言い方は悪いですが、にわか細菌学者程度の当時の彼らのキャリアでは、ヒルやヴィクターの尋問に満足するような回答ができたとは到底考えられません。731部隊に詳しい常石敬一は『医学者たちの組織犯罪』で「ヒル&ヴィクターのレポートでは、尋問で日本人の中心人物（コーディネイター）が浮かびあがってこない」と述べています。

おそらく、リストにある石井四郎やその他の者に対する尋問は、面談で行われたのではなく書面により行われたのでしょう。具体的な方法は、まず、アメリカの質問内容を要旨でもらい、書面で各々の専門家が答えるというやり方であれば、彼らを充分満足させることができたと考えられます。ヒルとヴィクターのレポートをある米国人に見せたところ、ネイティブが書いたものであるとの評価でした。このような文章を書ける日本人はとても優秀なはずで、誰にでもできることではありません。

ヒルとヴィクターの尋問に文章で答えたのは、前述した伝染病研究所の特別研究室のメンバーが中心となり書いたとするならば、すべての疑問が解消します。

また、アメリカに話をするにあたり、731部隊で行った人体実験の話はするけれど、731部

図表4　ヒル＆ヴィクターレポートの調査対象者

調査項目	調査対象者
エロゾル	高橋正彦（慶応大、昭和11年卒）、金子順一
炭疽	太田澄（岡山医専、大正9年卒）
ボツリヌス	石井四郎（京大、大正9年卒）
ブルセラ	石井四郎、山野内祐二郎、岡本耕造○（京大、昭和6年卒）、早川清（東大、昭和5年卒）
コレラ	石川太刀雄丸○（京大、昭和6年卒）岡本耕造○
消毒	津山義文（金沢大、昭和11年卒）
赤痢	上田正明（金沢大、昭和13年卒）、増田知貞（京大、大正15年卒）、小島三郎●（伝研、東大、大正5年卒）、細谷省●（伝研、東大、大正8年卒）
ふぐ毒	増田知貞
ガス壊疽	石井四郎
鼻疽	石井四郎、石川太刀雄丸○
インフルエンザ	石井四郎
髄膜炎	石井四郎、石川太刀雄丸○
ムチン	上田正明、内野仙治●（京大、大正7年卒）
ペスト	石井四郎、石川太刀雄丸○、高橋正彦（慶大、昭和11年卒）、岡本耕造○
作物の病気	八木沢行正O
サルモネラ	早川清、田部井和（京大、昭和6年卒）
孫呉出血熱（流行性出血熱）	笠原四郎○（慶大、昭和5年卒）、北野政次、石川太刀雄丸
天然痘	石井四郎、石川太刀雄丸○
破傷風	石井四郎、細谷省吾●、石光薫○（東大、大正9年）
森林ダニ脳炎	笠原四郎○、北野政次（東大、大正9年卒）
恙虫	笠原四郎
結核	二木秀雄○（金沢大、昭和8年卒）、北野政次
ツラレミア	石井四郎
腸チフス	田部井和○、岡本耕造○
発疹チフス	笠原四郎○、有田正義、浜田豊博（満州大、昭和15年卒）○、北野政次、石川太刀雄丸○

○は技師、●は研究防疫室嘱託

隊の範囲内に収めて回答し、731部隊以外の研究のことは回答しなかったと考えられます。陸軍軍医学校、陸軍防疫研究所で各種ワクチン、細菌製剤、赤痢ワクチンなどを作ったように偽装し、伝染病研究所で実施した数々の研究隠しに躍起になったと思われます。後世に分かったとしても、国民の目を石井四郎のみに向けることです。未だに1931年から始まった背蔭河の実験場は闇の中にあります。

第6章 満州国衛生技術廠

1節　田中正稔の自殺

1932（昭和7）年、長崎医大教授阿部俊男が研究のため伝染病研究所に帰任します。2年後の1934年の春、宮川米次の強い希望で、阿部俊男の満州国衛生技術廠（新京、現長春）赴任が決まります。そして、1934（昭和9）年10月に阿部俊男は廠長として赴任します。満州国衛生技術廠は我が国の伝染病研究所のような施設で、その後、満州伝染病研究所（満州伝研）と呼ばれていました。満州伝研の規模は、長与又郎の日記に詳細が記載されていますので引用します。

「『昭和15年8月24日　土　晴（新京）』10時、（満州国衛生技術廠長）阿部（俊男）氏同伴、関東軍司令部に赴き、先ず軍医部長梶塚中将を訪い、更に梅津司令官に面会す。梅津大将は余、総長時代陸軍次官として宮中会議にて同席せる旧知の間柄なり。食後、阿部氏邸に立ち寄り衛生技術廠に赴く。全所員に面会、所内を通覧、研究作業を聞く。敷地3万坪、建築延坪2千余坪、移管当時の伝染病研究所より遙かに大なり。施設もよく出来ている」

柳澤謙の『我が一生の思い出』には「昭和9年初め、東京の新宿に150坪の土地を買い自分で設計した45坪の家を、2月に建て始め11月に完成した。総檜づくり、床の間の柱は秋田杉、廊下の梁は紫檀を用いた。その後、北大獣医学部教授をやめ当時北里研究所の獣疫部長になっていた葛西勝弥の娘（卯多）と見合い結婚し、11月3日佐藤秀三夫妻の媒酌によって学士院会館で150人位の披露宴が行われた」と記載されています。

柳澤謙は１９３１（昭和６）年から１９３４（昭和９）年１月５日まで、背蔭河で精力的に結核研究に取り組み、背蔭河で実験研究を終えた１９３４年1月5日以降の1年間は、日本で過ごしていたことが解ります。

１９３５（昭和10）年になると、柳澤謙は満州伝研で再び精力的にＢＣＧの研究に取り掛かります。１９３５年から１９３７年４月30日に帰国するまでの間、ＢＣＧ未接種群１４４人、ＢＣＧ接種群１６２人の２年間の結核発病率、死亡率の観察を行いました。これらの記述から考えると満州伝研の収容人数は３００人程度であると考えられます。

研究を統計的に処理するには、未接種群と既接種群は同数であることが望ましいのですが、観察人数の違いがあるのは、次のような理由と筆者は考えています。それは、満州伝研のＢＣＧ接種実験は、背蔭河の脱走事件で逃亡した30kg未満の子どもの数を調整するための追加実験だった、ということです。背蔭河の実験を完成させるために、あえてＢＣＧ未接種群、ＢＣＧ既接種群の数を振り分けたのでしょう。背蔭河では子どもの比率は20％くらいでした。一方、満州国衛生技術廠での実験は30kg未満の子どもが主体でした。

背蔭河で始まった結核研究ですが、この頃には柳澤の2年間の結核経過観察後、さらに山岡克己（東大、昭和５年卒）が乳幼児に対して、腹腔内ＢＣＧ接種の研究を始めるなど、発展し内容がエスカレートしていきます。柳澤謙、山岡克己、新たに加わった田中正稔の３人が、乳幼児の人体実験を共に行ったと考えられます。

満州伝研所長阿部俊男赴任の翌年の1935（昭和10）年12月16日に、田中正稔、加地信および嘱託浅田順一、島崎正雄、菅野征らが東京の伝染病研究所から派遣されます。田中正稔は満州伝研所長阿部俊男の片腕として期待されていました。ところが1938（昭和13）年6月9日、田中正稔は急逝しこの世を去ります。

この時の『実験医学雑誌』雑報では、

「昭和6年本所に入所。赤痢研究室に於いて幾多貴重な研究をなし、昭和10年満州国新京に国立衛生技術廠の創立せらるや阿部廠長の片腕として迎えられ、新興友邦（あたらしい国、満州）の衛生方面の基礎確立の為活躍中であった田中正稔君は去る5月末、風邪をおしての過労が原因となったか病床に就き、肺炎と診断された。病状意外に重く阿部廠長はじめ同僚諸君の昼夜を分かたぬ手厚い看護も空しく、遂に6月9日午前3時35分不帰の客となった。急を聞いて駆けつけられたご母堂も間に合わず急逝であったが、翌10日には新京に於いて官民多数参列して盛大な廠葬が行われた」

長与又郎は日記のなかで次のように述べています。

「昭和13年6月17日（金）雨

9時、玉子（長与又郎妻）、文彦同道、巣鴨天神山の田中家を弔問す。有意なる青年なりしが実に惜しきこととなり。同輩に推され先輩に愛せられ後輩に親しまれ、信念に強く人情豊に、独自の哲学、人生観を持っていた将来ある男なりき。家庭の事情複雑、あらゆる辛酸を嘗めたことが人間田中を造ったと思われる。この日母堂に面会したが、実に立派な女丈夫である。田中の出現はこの母なくしては考えられない。この母がどれだけ大きな感化を田中に与えたかは推察される。惜しい男を失ったものである」

「昭和13年6月20日（月）雨

伝染病研究所で、田中正稔の追悼会に出席。小椋司会。矢追、田宮、佐藤、小島外同級生の追悼談あり。余も自己の田中観を述べ、追悼の意を表す。新京より遺骨と共に上京せる加地、病中の経過と田中の挙動を詳細す。ますます凡人ならざるを知る。両親も来所、感謝しいたる」

筆者は当初、田中正稔の死因は、交通事故死との認識で過去にブログで公開していたことがあります。しかし、その後、事情をよく知る関係者から連絡があり、田中正稔の死の真相について知ることができたのです。そして、田中正稔の遺書までいただくことができました。田中正稔は交通事故死ではなく、服毒自殺により満州伝研の研究中に30代で自ら命を絶ったのです。

田中正稔の服毒自殺後、満州伝研所長阿部俊男は、柳澤謙の赴任を要請します。『わが一生の思い出』によると「満州のことを良く知っていた岳父（義父）の助言によりそれを断り、代わって高橋義夫に行ってもらうことにした」と記載されており、後任は医学部卒業後4年の、高橋義夫（北大、昭和9卒）に白羽の矢が立ちます。高橋義夫の満州伝研の赴任時期は明確になっていません。彼は1936（昭和11）年9月2日、フランスのパスツール研究所に2年間の予定で神戸港を発っています。高橋義夫が満州国衛生技術廠副所長として赴任したのは、田中の死後まもなくのことであると思われます。高橋義夫の満州伝研での研究の特徴は子どもの腋窩にBCG接種を行うことでした。

2節　肺切除

肺結核を外科療法で治療する、すなわち、肺の病変部を切り取ってしまうという考えは、古くから外科医の頭にありましたが、それは技術的に難しいことでした。我が国では1922（大正11）年、関口蕃樹《しげき》（東大、明治41年卒）が肺がん疑いの患者に加圧下で部分的切除に成功したのが最初とされています。その切除病変は実は結核でした。その後、肺切除術の研究が重ねられます。

1938（昭和13）年7月1日から4日まで、京都で第39回外科学会総会が開催されます。大会長は鳥潟隆三（京大、明治37年卒）で、彼はこれを最後に学会の第一線（教授）から引退しました。7月4日午後4時10分、「肺切除」と題する宿題報告を小澤凱夫《ときお》（大阪医専、大正9年卒）が行いました。この演題に対して鳥潟は「平圧開胸術がかくまでに小澤教授によって完全に認められ、私は涙が出るほど喜ばしいと存じます。私は並んでこのまま、死なんば死んでも悔いはないと思っています（感動のため会長の語尾は震えたり）」と述べています。

鳥潟はかねてから平圧開胸術を主張し、加圧開胸術（気管挿管などして肺を膨らませる手術）を激しく非難していました。『結核のあゆみ』（結核予防会出版）のなかで岡西順二郎は1938（昭和13）年には小澤凱夫が4例の肺切除術を報告したと書いています。

小澤の論文は4年遅れ、3症例追加して、1942（昭和17）年3月に『日本外科学会誌』に掲

図表１　肺切除後の体重経過

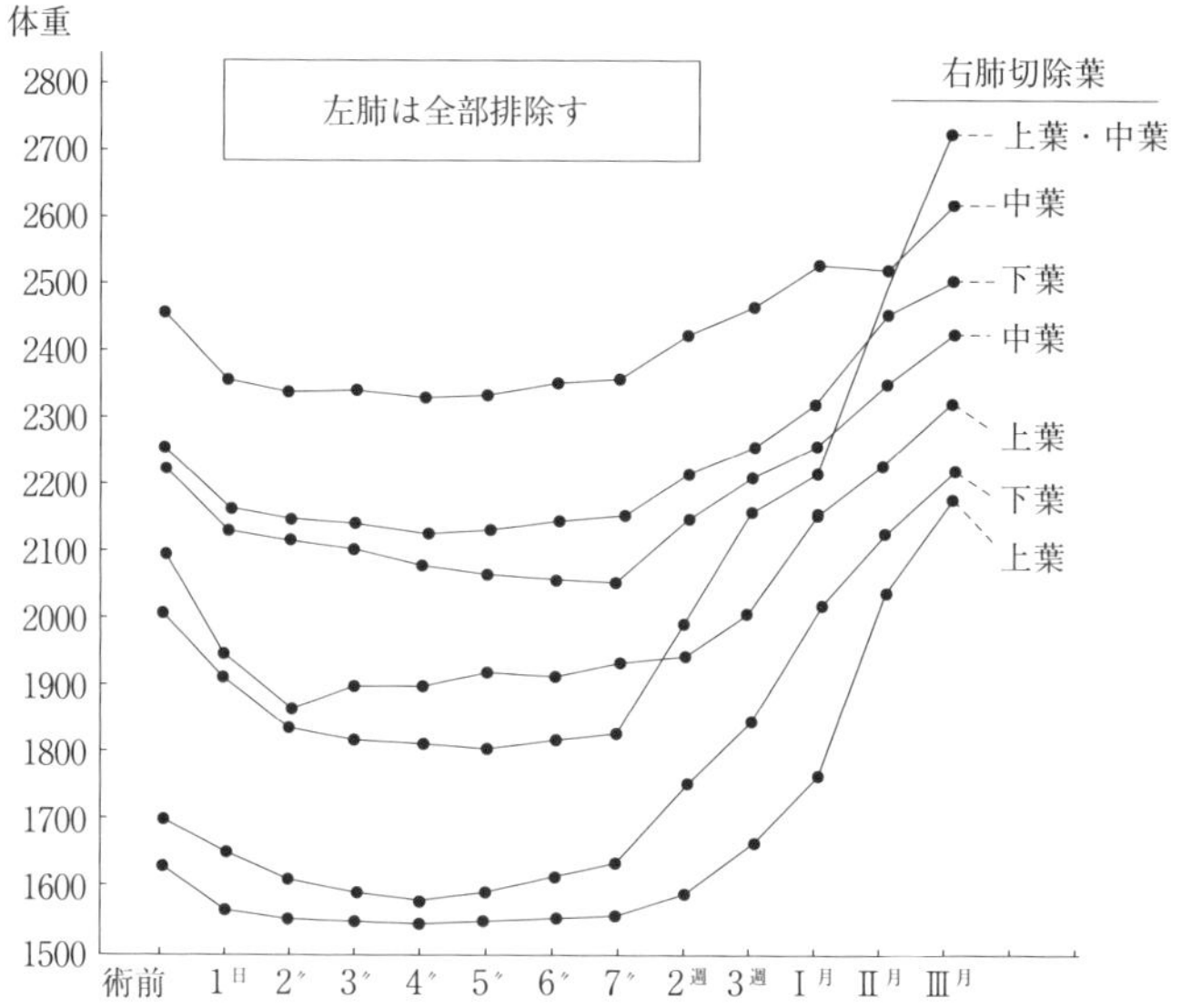

載されます。表題は「肺切除」でした。

「使用したのは体重２kg内外の家兎（雄）である。平板固定器に仰臥位で固定した。手術は無菌的に行った。無麻酔で右第５肋間腔に於いて平圧開胸した。実験は、右側上葉摘出後左肺結紮、右肺中葉摘出後左肺結紮、右側下葉摘出後左肺結紮を各々に行いました。さらに、右側肺葉をいろいろな組み合わせに於いて摘出し、左肺を結紮した。即ち右側に於いては上葉中葉下葉摘出、上葉下葉摘出、中葉下葉摘出を行い、直ちに左肺を肺門部で結紮した。是等の実験に於いては、早きは結紮直後、死亡し、遅きも数時間にして死亡するに到った。

　結論、以上各組み合わせに於いて、右肺の一葉を摘出することは絶対に危険なく、二葉の組み合わせに於いては、下葉以外の二葉を摘出する時、動物はよく生命を保持した（図表1）。下葉と他の一葉との組み合わせでは、動物は数時間にて死亡した。蓋《けだ》し肺摘出の限度は、この間に存すべく、左右全肺容積の約100分の65迄の切除では、動物の生命を保持することを知った」

家兎の体重を10倍すると子どもの体重になります。

また、学会の宿題報告は今後の学会の方向性を示す報告でしたから、報告するには少なくとも1年以上前から準備が必要と考えられます。以上の状況から、実験が行われたのは満州国衛生技術廠で、子どもを対象とした人体実験であると推測されます。

3節　東大の博士論文

『我が一生の思い出』によると、柳澤謙は背蔭河の大脱走事件から7年後、益子義教（東大、昭和14年卒）に、「BCGの再接種に関する研究」をもう一度依頼します。益子義教は、その研究成果を「BCGの再接種に関する研究」と題する論文としてまとめ、1944（昭和19）年11月、謄写版刷りで、博士論文として東大に提出し、1946（昭和21）年9月3日、博士号を授与されます。博士論文は大学に保管されるのではなく、すべて国立国会図書館西部館に保管されていることも益子の博士論文を取り寄せる時、解りました。そこで筆者は、その論文を益子義教の息子さんの了解を得て、国立国会図書館西部館から取り寄せて、読見しましたが全く理解できませんでした。

論文を単独で読んでも理解できませんでしたが、柳澤謙の『我が一生の思い出』を合わせ読むことにより、そこで行われた実験の内容を理解することができました。

柳澤謙の『我が一生の思い出』によれば、「実験動物として301匹という沢山のモルモットを使用できたのは、私が陸海軍に関係していたからだ」と自我自賛し、「これだけの大量動物を無駄なく、巧みに実験に使用したのは、益子君の不断の努力によるものと言わねばならない」と褒め称えています。

また、「BCGワクチン接種およびツベルクリン反応検査は、当時人体に使用していた0・04mgと2000倍希釈ツベルクリン液であり、ツベルクリン反応だけは24時間判定で行っていたのが異なります。モルモットに、BCG0・04mg接種すると、3週から9週までにはツベルクリン反応が95%の陽性率を示し、それ以降はふたたび陰転化して接種後15週で30%、18週で5%、25週では2000倍希釈液で10mm以上の反応を示すものが1匹もいなくなります。この時期に半数にBCG0・04mgを再接種し、他の半数は再接種しないでそのままにし、再接種10週後に両群ともにBCGを全く接種しない対照群と同時に結核菌感染を行ったのです。この場合、再接種群は初接種群より早く、ツベルクリン反応が再陽転するが、強度にはほとんど差異は認められない。有毒結核菌感染後7週で致死剖検するに、BCG再接種した群と再接種しなかった群との間には、殆ど病変に軽重をつけ難いくらい同様で、BCGを全く接種しない対照群と比べれば、両群ともその病変は著しく軽いことが証明された。この実験でもツベルクリン反応の強弱、陰陽と結核防御能力とが平行しないことが私には再確認されたのである」としています。

この実験は、1940（昭和15）年春から行なわれた実験であると思われます。満州伝研での実験でしたので、使われたモルモットの体重は30kg前後の男子であったことが推定されます。超音波ワクチンは開発中でしたから、「手ずりワクチン」が使用されていました。

4節　癩病（ハンセン氏病）とBCGの予防効果

1942（昭和17）年、伝染病研究所創立第43回記念式典で当時、所長の三田村篤志郎は過去を偲ぶ物語と題して、志賀潔が発表した「癩研究の10余年」という一文を紹介しています。志賀潔は、北里柴三郎が1889（明治32）年の頃、即ち伝染病研究所創立当時から癩菌の培養および動物実験に苦心し、最後に次の言葉を残した、と述べています。

「ある日北里先生は癩の研究は実に困難だ。随分骨を折ったが遂に成功しなかった。あの剛腹の先生も癩研究に匙を投げられた。併し北里先生が細菌学者として癩菌の動物実験に着手された事実を世に伝え、これを文献に留めておくことは、私共の義務であると信じます」「伝染病研究所における最近の癩の動物実験は、幸いにして若干の成功を収めつつあると信じるのであります」と、志賀潔の回想とともに三田村篤志郎は紹介しています。

柳澤謙の『我が一生の思い出』を読むと、子どもを3群に分け癩病（ハンセン氏病）とBCGの予防効果をみる実験が満州伝研で1941（昭和16）年に行われたと推定されます。次は柳澤謙が行った実験の内容です。

「第1群は結核の自然感染を受けてツベルクリン反応が既に陽性のもの（結核菌に感染させたもの）、第2群はツベルクリン反応が陰性でBCG接種を確実に受けたもの、第3群はツベルクリン反応が陰性だったのに、BCGを受けていないものである。これらの3つの集団からの癩病発生率を平均観察期間12年にわたって比較してみると、結核免疫をもたない第3群からの癩病発生率は最も高く47・2％であるのに対し、驚いたことには結核免疫をもっている第1群および第2群は、それぞれ5・1％および1・5％という極めて低い発病率であった」

12年間も経過を見た癩病の柳澤の実験報告を国内外で探しましたが、文献はありませんでした。したがって、この実験は国外すなわち満州国衛生技術廠で行われたものと推定できます。

さらに12年ではなく、12か月と考えられます。ここでは母集団は明らかにされていませんが、相手は人ですし、満州伝研の収容人数は約300人ですから、％が最も整数に近いものを考えますと、第1群は160人、第2群、第3群は100人ということが分かりました。BCGがハンセン氏病の予防に効果があるという発見は素晴らしいものです。これを発見したとなると世界的な発見となります。

しかし、ハンセン氏病の予防にBCGが効果のあることは、1939（昭和14）年、アルゼンチンのフェルナンデスによって公表されていました。このフェルナンデスによって明らかにされたBCGのハンセン氏病の予防に対する効果の発表時期について、柳澤謙は1936年と書いています。彼はハンセン氏病にBCGが効果のあることを先に発見されたのが後で分かって、よっぽど悔しかったのでしょう。

5節　凍結乾燥の技術

柳澤謙は『我が一生の思い出』で、

「昭和11年頃、欧米留学から帰国した先輩の羽里彦左衛門（東大、大正14年卒）に、欧米の細菌の凍結乾燥の話を聞いたら、米国で誰だったか血清やタンパク質でやっていた研究者がいたという。それなら米国の雑誌に掲載されているに違いないと思って、いろいろの雑誌をみると、ペンシルバニア大学医学部細菌学研究室のフロドフ博士とマッド博士とが、昭和10年に血清やタンパク質、酵素およびウイルスの保存のために使用することが免疫学雑誌に載っていた。私がその文献に載っている小型の凍結乾燥器を、伝染病研究所に出入りしている医療機械店にガラスで造らせて、ＢＣＧの凍結乾燥を行った。これは日本のみならず、世界で初めてだったと思う」と述べています。

しかし、内藤良一は次のように述べています。

「昭和11年、アメリカのペンシルバニア大学の細菌学教室で行われた、血清やウイルス含有物の凍結乾燥の新研究が免疫学雑誌に発表され、当時京大の大学院で研究生として勉強していた私には大変な驚嘆でした。当時の乾燥血清というものは、蛋白の変性を起こしているうえに、極めて溶け難い松脂のようなものでした。この新研究は今後、医薬の全部門に革命を呼ぶと予感し、追試してみたいと思ったものの、アメリカで使われたような器材は、当時の日本ではとても入手できないものでした。昭和12年、陸軍省から欧州留学の官命に浴して、同僚の皆さんが、満州や北支（北京）の野戦に苦労しているのに、すまんの一念いっぱいで、シベリア鉄道を使い10日間を費やしてベルリンに行き、コッホ研究所やカイザー・ヴィルヘルム研究所に籍をおいて、勉強に取りかかったものの、当時のドイツでは凍結乾燥のことを知っている先生はおらず、一部の先生がアメリカの新研究を私と同等に驚嘆しているだけでした。

昭和13年の秋、無理をしてアメリカに渡りました。当時は太平洋戦争の前夜のこととて、日々新聞は日本に対する反感を煽り、何処に行っても排日、排ヒットラーの空気のなかで、やっとペンシルバニア大学にたどり着いてみて驚きました。各種の細菌を凍結乾燥で長く生かしておく研究、母乳を集めての乾燥、輸血用の乾燥血漿の製造研究が既に始まっていました。貪るように知識を吸収して歩きました。瓶に入れたクエン酸ナトリウム液の中への採血、その貯蔵、血漿の分離、凍結乾燥など、今では誰でも知っている仕事が、すべて珍しく感嘆のみでした。真空ポンプ1台を買い求め、東京の役所の許可が得られないので、生活費を極度に切り詰めて、パンとハムとトマトだけの食生活。クリスマスには誰からも招かれないうえ、食料品店が閉まって食うものがなくなる始末。やむなく深夜、アパートのゴミバケツを漁った。今から思えば、この時の、生きるか死ぬかの境地で泥の上を這いずり回ったことが、私の英語にいささかの力を付けてくれたと思う」

彼は語学の天才でした。約半年のアメリカ滞在を終え、１９３９（昭和14）年3月16日、内藤と1台の真空ポンプを乗せた鎌倉丸は横浜港に投錨しました。

6節　凍結乾燥ＢＣＧワクチン

『医学のあゆみ』（昭和26年12月号）に、第12回国会参議院厚生委員会のＢＣＧに関する会議録が掲載されていました。この時証人に立った柳澤謙は、「昭和17年の秋に大体実験室内の研究に成功しましたので、直ちに陸軍軍医学校で大量生産をいたしまする乾燥ワクチンの機械で、ＢＣＧのワクチンをつくりまして、そのワクチンにつきまして培養試験、動物実験、更に人体接種を行っております。その成績が昭和19年の4月に、ここにも持ってまいりましたが、ＢＣＧ乾燥ワクチンに関する研究ということで、ちゃんと印刷になって発表しているのでございます。～中略～

これは当時最も結核の多発していました軍関係のある集団でございます。1か年に約12％という発病率の恐るべき結核の多発する集団であったので、これを任意に4群に分かちまして、その1群には乾燥前の液体のワクチン、それから第2群には陸軍軍医学校の大量生産の機械で乾燥し、10℃内外の温度に3か月保存したワクチン、第3の群は同じ条件で6か月保存をしたワクチン、それから最後の群は全然ＢＣＧを接種しない群、こういう4群に分かちまして接種して、1年半ばかりの間の結核の発病を見たのであります」と述べています。

この記載のなかの観察期間は事実と異なります。1群と4群は2年の経過観察であることを以前明らかにしています。ここでも柳澤謙は虚偽の証言をしています。4群の成績は次のようなもので

図表２　非乾燥ワクチン接種群及び対照群　（２年間経過観察）

群　別		BCG ワクチン接種群			対照群
ワクチン別		非乾燥ワクチン接種群	乾燥後３か月保存ワクチン接種群	乾燥後６か月保存ワクチン接種群	（BCG 非接種群）
区分	観察数	162	141	97	144
	発病者数	5	5	5	18
	発病率	3.1%	3.5%	5.1%	12.5%

読売新聞（1951 年 11 月 9 日）

した。すなわち、第１群、非乾燥（液体）ＢＣＧ接種群での発病率は３・１％、第２群、乾燥ワクチンで10℃内外の温度で３か月保存したワクチンの発病率は３・５％、第３群、６か月保存した乾燥ワクチンで経過を見たものは５・１％という成績で、乾燥ワクチンは非乾燥ＢＣＧワクチンと比較してひけをとらない結果でした。対照となる第４群、乾燥ＢＣＧ未接種群では結核発病率12・５％で、しかも、２名の結核死亡者を出していたのです。しかし、ここでもまた母集団の数を明らかにしていません（図表２）。

『結核予防接種に関する報告書』でも「ＢＣＧの保存は氷室内とし、運搬時にも摂氏５度以下に保ち得る工夫が必要とされていた」と記載されています。ワクチンが常温でしかも長期間保存できるようになった凍結乾燥は、革命的な技術開発でした。

国会に証人として出たのですから、当然国会に資料があると考え国会に電話しましたが、資料はないという回答でした。

筆者は母校の図書館に依頼しました。それは、２００８（平成20）年１月のことでした。すぐに母校の図書館から電話が来て柳澤謙の文献は『陸軍軍医学校防疫研究報告』（第８冊）にあるということでした。再度、電話が来て、もう一つ乾燥ワクチンの論文があり、２論文とも北海学園大学の工学部にあるということでした。電話をもらった当日、2論文のコピーを手に入れました。この本をきっかけに、後日、『陸軍軍医学校防疫研究報告全8冊』（不二出版）全巻を買うことになりました。

『陸軍軍医学校防疫研究報告』には、乾燥ＢＣＧワクチンの効果判定に関する研究論文がまとめられています。その研究には第1論文と第2論文があり、二つの論文共に30kg前後の子どもを対象とした人体実験により、乾燥ＢＣＧワクチンの効果判定の検討を行っています。第1論文では、内藤良一が作成した乾燥ＢＣＧワクチンで、検討が行われています。内藤良一の乾燥ワクチンは柳澤謙の乾燥ワクチンより、早くできていました。第1論文は陸軍軍医学校前校長の桃井直幹の命によって行われました。この、第1論文は『陸軍軍医学校防疫研究報告第2部』８４３号「ＢＣＧに関する実験的研究―第4編、乾燥ワクチンに依る免疫試験」です。１９４２（昭和17）年の春～秋に行われました。

内藤良一が作成した乾燥ＢＣＧワクチンの研究は林武夫（千葉大、昭和12年卒）が実施し、論文としてまとめました。責任嘱託には平野林（岡山医専、明治44年卒）、協力嘱託は遠藤武があたっています。

この論文は、実験動物としてモルモットを使用したと書かれていますが、実際には結核に罹患していないことを確認した30kg前後の子ども２６０人に対する人体実験でした。ＢＣＧ乾燥ワクチン処理条件も、詳細に記載されています。ＢＣＧ浮遊液調整法では、ＢＣＧは、超音波５６０kHzで10分間処理し、凍結真空乾燥したものを10℃前後で保存したと記載されています。また、ＢＣＧ接種方法として、ＢＣＧは１cc中ＢＣＧ１mgになるように菌浮遊液を作成し、溶解したＢＣＧの乾燥ワクチンは左下腹部に10週前に皮下接種したこと、一方、強毒結核菌（フランクフルト株）は右下腹部に０・０１mg皮下接種したと述べられています。

強毒結核菌接種後には、体重は遂次増加し、剖検時には実験前に比較し20〜30kgの増加を示したと記載されています。

実験要領として、モルモットは９群に分け、第１群は凍結乾燥当日ワクチンを、第２群は凍結乾燥後２週間保存のものを、第３群から第８群は乾燥凍結４週後、６週後、８週後、10週後、12週後、15週後で実験を行い、第９群には調整当日の非乾燥ワクチンを接種し、各群ごとにＢＣＧを接種しない対照群を設けたと記載があります。これらのＢＣＧ接種群では感染10週前にＢＣＧが接種され、感染後10週で解剖したのです。対照群にはＢＣＧは接種せず、強毒結核菌（フランクフルト株）を感染させ10週後に解剖したことも詳細に記載されています。そして、この実験により総括された結果は次のような内容です。

「１、ＢＣＧ乾燥ワクチンは、乾燥直後に溶解後10℃で２〜15週間保存し、溶解した直後のものは、非乾燥ワクチンと希釈培養上比較しても、乾燥ワクチンは非乾燥ワクチンに比べ菌数に大なる減少を認めることはなかった。

２、乾燥ワクチン接種後のツベルクリン反応は、３週にして其の大部分が陽性に転化し、その後持続し、10週及び15週間保存したワクチン接種群の１例を除き全部陽性転化した。

３、接種局所の変化は、非乾燥ワクチンに比し却って軽度にして発赤硬結何れも早期に消退し膿疱、潰瘍、痂皮形成を見たるもの極めて僅少に止まる。
4、接種局所のリンパ腺腫脹は、非乾燥ワクチンに比し逕庭《けいてい》（隔たり大きいこと）を認め得ず。
凍結真空乾燥によるBCGの毒力亢進は、本実験期間内に於いては認めなかった。
5、肉眼的病理解剖所見上、非乾燥ワクチン及び乾燥ワクチンの効果の比較では、乾燥ワクチンは乾燥直後と、概ね10℃に2～15週保存とを問わず何れも非乾燥ワクチンと同様に或程度の実験的結核感染防御能を示し、BCGを接種しない対照群に比較すれば、明らかな相異が見られた」
第1論文では、乾燥ワクチンと非乾燥ワクチンの効果に差がないことが明らかにされたのです。なお、この実験は20週、約5か月かかるので、柳澤謙が実験を始める秋までに終了する必要があり、桃井直幹の命による実験は、1942（昭和17）年春から始まったと考えられます。

第2論文は、陸軍防疫研究報告第2部、8446号、責任指導平野林、嘱託は柳澤謙でした。タイトルは「BCG乾燥ワクチンに関する研究―免疫反応」で著者は林武夫です。

緒言で、BCGの保存期間の短いことが本ワクチン普及の隘路《あいろ》となっているのは万人の認める所であり、特に皇軍の作戦地域の現況に鑑み、この点の打開が実際の問題とされてきた、と述べています。第1章実験方法では、この論文も、動物としてモルモットを使用した実験であると書かれていますが、ツベルクリン反応陰性で結核に罹患していないことを確認した30kg前後の子ども（小学6年生くらいの子ども）125人に対する人体実験で行われたことが記載内容から解ります。実験要領として、各々25人を配置し、即ち子どもたちを5群に分け、第1群には調製当日の非乾燥ワクチン、第2群には乾燥後3か月保存ワクチンを、第3群には乾燥後6か月保存ワクチンを、第4群には乾燥後1か年保存ワクチンを各々接種し、第5群はBCG接種をせずこれを対照とした、と記載されています。乾燥ワクチン処理条件は、超音波（560kHz）で10分間処理された後、凍結乾燥したものを使用し、ワクチン接種方法は、1ccあたり10mgの浮遊液とし、各々子どもの左下腹部皮内に0・1cc（BCG1mg）を接種する、というものでした。強毒結核菌は0・01mgを右下腹部の皮下に接種し、BCG接種後10週目に強毒結核菌を感染させ、さらに10週後一斉に解剖したのです。肉眼的病理解剖上、結核菌防御能をBCG接種しない対照群と比較検討しました。

　人とモルモットの解剖所見の評価方法は、内臓では同じ基準ですが、リンパ腺では異なります。第2章の観察事項並に観察方法では、人の肉眼的病理解剖所見は、左右膝膕《しっぺき》腺、左右膝窩腺、左右鼠蹊腺（鼠径腺）、左右腋窩腺、後胸骨腺、後腹膜腺、門脈腺、気管支腺、さらに今回は、腸間膜を加え11か所のリンパ腺の腫脹の有無と、結核性腫脹度を＋～卌に有無並びにその程度を表記するとして、変化のないもの（小豆大未満）－、小豆大＋、大豆大卄、えんどう豆大卅、空豆大以上卌となっています。しかし、モルモットでは、変化のないものは－、米粒大＋、大豆大卄、えんどう豆大卅、空豆大卌です。内臓諸器官中、肝臓、脾臓、肺臓、腎臓の結核性結節形成の多募および脾重量を観察し、変化のないもの－、少数＋、少々多数卄、多数を卅、はなはだ多数卌を観察し記載しました。繰り返しますが、リンパ腺腫脹度の分類法は、人とモルモットでは大きく異なりますが、内臓結核の分類法は人とモルモットで同じ方法です。

　この論文では、乾燥ワクチン保存期間による効果の違いを見るために、剖検し、各リンパ腺の腫脹の有無、臓器の結核結節数と程度をスコア化し、ヒストグラムを作成し、ワクチン保存期間群毎の比較を行いました。また、結核の重症度評価には脾臓重量を指標としました。その結果得られた総括は次のようなものでした。

①肉眼的病理解剖所見第1群（図表3）から第5群（図表7）までのモルモット番号ごとに足し算すると、第1群から第5群の表が作れます。この解剖所見をヒストグラムにしたものが図表8です。乾燥ワクチン接種は、接種局所24時間後、発赤、硬結を来し、一部は膿疱を伴い自壊し、あるいは潰瘍となり。痂皮形成を見るが、概ね2から3週間後には瘢痕治癒の傾向を示し、4週後にはほとんど全治した。これを調製当日の非乾燥ワクチンと比較するとむしろ発赤、硬結ともにその病変が少々軽度であった。

②乾燥ワクチンと接種局所のリンパ腺である左膝膕腺は、ＢＣＧ接種後1～2週頃から小豆大ないし大豆大に腫脹し、6～7週頃迄これを持続したが、9～10週頃には、再びこれが消退して外部からほとんど触知できない程度になった。これは乾燥ワクチンと非乾燥ワクチンとの間にほとんどその違いを見ることができず、乾燥ワクチンの毒力亢進は本実験の範囲内では、これを認めない。

③ＢＣＧ接種後3週目にツベルクリン反応を検査したところ、3か月保存乾燥ワクチン接種群は84％、6か月保存乾燥ワクチン接種群は80％、1か年保存乾燥ワクチン接種群は81・8％の陽性転化を見た。これに反して調製当日の非乾燥ワクチンは95・8％の陽転率を示し、乾燥ワクチンの陽転率はいずれも少々劣るようである。しかし、3週目に陽転しなかった者も10週目にはほとんど陽転し、僅かに第3群および第4群の各1例が陰性に止まったに過ぎな

図表3　第1群（非乾燥ワクチン接種群）

動物番号	体重 BCG接種前	体重 剖検時	感染前レーメル氏反応	剖検所見 感染局所所見	淋巴腺 膝膕腺 右	淋巴腺 膝膕腺 左	淋巴腺 鼠径腺 右	淋巴腺 鼠径腺 左	淋巴腺 腋窩腺 右	淋巴腺 腋窩腺 左	淋巴腺 後胸骨腺	淋巴腺 気管腺	淋巴腺 門脈腺	淋巴腺 腸間膜腺	淋巴腺 後腹膜腺	内臓 脾臓 所見	内臓 脾臓 重量	内臓 肺臓	内臓 肝臓	内臓 腎臓	その他
2	270	510	++	－	++++	－	+	－	－	－	－	+	++	－	++	++	2.4	－	－	－	
3	365	560	++	－	++++	－	+	－	－	－	－	－	－	－	+	－	0.4	－	+	－	
5	355	730	+++	－	++++	－	+	－	－	－	－	+	+	－	－	－	0.7	－	－	－	
6	315	605	++	－	++	－	－	－	－	+	－	+	－	－	++	－	1.8	+++	－	－	
7	335	650	+++	++	+++	－	－	－	－	－	－	－	－	－	+	－	0.9	+	－	－	
8	435	655	++	－	+	－	－	－	－	－	－	－	+	－	+	－	0.9	－	－	－	
9	460	660	++	－	+++	－	+	－	－	－	－	－	－	－	+	－	0.9	－	－	－	
10	385	600	+++	－	++	－	－	－	－	－	－	－	－	－	+	－	1.0	－	－	－	
11	395	700	+++	－	+++	－	－	－	－	－	－	－	+	－	－	－	0.9	－	－	－	
12	325	655	+	－	+++	－	+	－	－	－	－	－	++	－	－	++	1.0	－	+	－	
13	350	530	++	－	+++	－	+	－	－	－	－	－	－	－	+	－	1.0	－	－	－	
14	375	630	++	+	+++	－	++	－	－	－	++++	++	++	－	－	++	1.8	++	－	－	
15	435	610	++	G+	+++	－	－	－	－	－	－	－	++	－	－	++	1.5	+	++	－	
16	410	650	+++	++	+++	－	－	－	－	－	+	－	+	－	+	－	0.5	－	－	－	
17	420	705	++	G+	++	－	+	－	－	－	－	－	+	－	－	－	0.7	－	－	－	
18	420	765	+++	++	+++	－	+	－	－	－	+	++	++	－	+	++	1.2	+	－	－	
19	370	555	+++	－	++++	－	－	－	－	－	－	++	++	－	+	－	0.9	++	+	－	
20	460	600	+++	－	++++	－	－	－	－	－	－	－	+++	－	+	++	0.9	++	－	－	
22	445	710	++	－	++	－	－	－	－	－	－	－	－	－	－	－	0.7	－	－	－	
23	340	710	+++	+	+++	－	++	－	－	－	－	－	+	－	++	+	0.7	+	－	－	
24	350	555	++	－	+++	－	+	－	－	－	－	－	－	－	+	+	1.2	+	－	－	
25	320	640	++	++	++	－	－	－	－	－	+	－	－	－	++	－	0.9	+	－	－	

図表４　第２群（乾燥後３ヶ月保存ワクチン接種群）

動物番号	体重		感染前レーメル氏反応	剖検所見																	
	BCG接種前	剖検時		感染局所所見	淋巴腺											内臓					
					膝膕腺		鼠径腺		腋窩腺		後胸骨腺	気管腺	門脈腺	腸間膜腺	後腹膜腺	脾臓		肺臓	肝臓	腎臓	その他
					右	左	右	左	右	左						所見	重量				
26	395	620	++	−	++++	−	−	−	−	−	−	−	−	−	−	−	0.6	−	−	−	
27	400	680	++	−	++	+	−	−	−	−	−	+	−	−	+	−	1.2	+	−	−	
28	350	535	++	−	++++	−	−	−	−	−	−	++	++	−	+	+	0.8	+	−	−	
29	370	610	++	−	++	−	+	−	−	−	−	−	−	−	−	−	1.0	−	−	−	
30	420	765	++	+	+	−	−	−	−	−	−	−	−	−	+	−	1.0	−	−	−	
31	330	665	++	−	+++	−	+	−	−	−	−	+	−	−	++	++	0.7	+	−	−	
32	330	630	+++	−	++++	−	−	−	−	−	−	−	+	−	++	+	1.2	+	−	−	
33	400	660	++	−	++++	−	++	−	−	−	−	++	++	−	++	−	1.5	+	−	−	
34	345	625	+++	+	++	−	−	−	−	−	−	+	+	−	−	−	0.9	+	−	−	
35	335	620	+++	−	++++	−	−	−	−	−	−	−	++	−	+	−	0.5	−	−	−	
36	410	650	+	−	++++	−	+	−	−	−	−	+	−	−	++	−	1.0	+	+	−	
37	375	540	++	−	++	−	−	−	−	−	−	+	++	−	++	++	1.2	+	+	−	
38	375	655	++	++	++++	−	+	−	−	−	−	−	+	−	+	+	0.9	−	+	−	
39	380	655	++	−	+++	−	−	−	−	−	−	−	++	−	++	++	1.0	−	−	−	
40	430	635	+++	G+	++++	−	+	−	−	−	−	+++	+++	−	−	++	1.5	+	−	−	
41	350	530	++	G+	+++	−	−	−	−	−	−	+	++	−	+	++	1.2	++	+	−	
42	400	700	++	−	+++	−	++	−	−	−	−	−	−	−	++	−	0.6	−	−	−	
43	460	615	++	+	++	−	−	−	−	−	−	−	−	−	+	−	0.7	−	−	−	
44	370	530	++	+++	+	−	−	−	−	−	−	−	++	−	+	−	0.6	−	+	−	
45	360	640	++	−	+++	−	+	−	−	−	−	−	−	−	+	++	0.6	−	−	−	
46	390	675	+++	G+	++++	−	++	−	−	−	−	−	+++	−	+++	++	1.5	++	+	−	
47	360	530	+++	−	+++	−	−	−	−	−	−	−	+	−	+	+	0.4	−	−	−	
48	360	655	+++	+	+++	−	+	−	+	−	−	−	−	−	+	+	0.8	−	−	−	
49	430	630	++	G+	+++	−	+	−	−	−	−	−	+	−	+	+	1.0	−	−	−	
50	410	675	+++	−	++	−	−	−	−	−	−	++	−	−	−	−	1.7	+	−	−	

図表5　第3群（乾燥後6ヶ月保存ワクチン接種群）

動物番号	体重 BCG接種前	体重 剖検時	感染前レーメル氏反応	剖検所見 感染局所所見	淋巴腺 膝膕腺 右	膝膕腺 左	鼠径腺 右	鼠径腺 左	腋窩腺 右	腋窩腺 左	後胸骨腺	気管腺	門脈腺	腸間膜腺	後腹膜腺	内臓 脾臓 所見	脾臓 重量	肺臓	肝臓	腎臓	その他
51	350	535	±	G＋	卅	＋	＋	−	−	−	−	＋	卄	−	＋	＋	1.3	−	＋	−	
53	430	835	卅	卅	卅	−	＋	−	−	−	−	卅	卄	−	卄	卄	1.6	卄	卄	−	
54	400	630	＋	卅	卄	−	＋	−	−	−	＋	＋	卄	−	卄	−	1.6	−	−	−	
55	395	650	＋	−	卄	−	−	−	−	−	−	＋	−	−	＋	−	1.0	−	−	−	
56	310	800	卄	−	卅	−	＋	−	−	−	−	卄	＋	−	＋	卄	1.0	＋	＋	−	
57	360	620	卄	G＋	卅	−	＋	−	−	−	−	＋	−	−	卄	＋	1.0	＋	−	−	
58	320	530	卄	−	卄	−	−	−	−	−	−	−	＋	−	＋	−	1.0	＋	−	−	胸膜癒着
59	350	560	卄	−	卅	−	−	−	−	−	−	卄	−	−	＋	−	0.6	卄	−	−	
60	430	720	卄	−	卌	−	＋	−	−	−	−	卄	卅	−	卄	卌	1.7	卄	＋	−	
61	330	580	卄	−	＋	−	−	−	−		−	−	＋	−	＋	−	1.0	−	−	−	
62	335	510	卄	−	卅	−	−	−	−	−	−	卄	＋	−	卄	卄	1.0	−	−	−	
63	350	530	卄	卄	卄	−	−	−	−	−	−	卄	卄	−	＋	卄	0.7	−	−	−	
64	360	655	卅	−	卌	−	−	−	−	−	−	−	卄	−	卄	−	1.0	−	−	−	
65	440	715	卅	G＋	卌	−	＋	−	−	−	−	＋	卄	−	−	＋	1.0	−	−	−	
66	360	605	卄	−	卅	−	＋	−	−	−	−	−	−	−	卄	−	1.0	−	−	−	
67	470	690	卅	卄	卄	−	−	−	−	−	−	＋	＋	−	卄	卄	0.8	−	−	−	
68	400	635	卅	G＋	卌	−	＋	−	＋	−	卄	＋	卄	−	卄	卅	1.2	−	−	−	
69	410	625	卄	＋	＋	−	−	−	−	−	−	−	＋	−	−	−	0.9	−	−	−	
70	460	680	卄	−	卅	−	＋	−	−	−	−	＋	＋	−	＋	＋	1.3	−	−	−	
71	300	550	卄	−	卄	−	＋	−	−	−	−	＋	−	−	卅	−	1.3	−	−	−	
72	430	605	卅	卄	卅	−	−	−	−	−	−	＋	卄	−	−	−	1.0	−	−	−	
73	400	660	卅	卄	卌	−	＋	−	−	−	−	−	＋	−	卄	−	0.7	−	−	−	
74	290	480	卄	−	卅	−	卄	−	−	−	＋	＋	卄	卄	＋	−	0.9	＋	−	−	
75	450	720	卅	卄	卅	−	＋	−	−	−	−	＋	−	−	＋	＋	0.6	−	−	−	

図表6　第４群（乾燥後１ヶ年保存ワクチン接種群）

動物番号	体重 BCG接種前	体重 剖検時	感染前レーメル氏反応	剖検所見 感染局所所見	淋巴腺 膝膕腺 右	膝膕腺 左	鼠径腺 右	鼠径腺 左	腋窩腺 右	腋窩腺 左	後胸骨腺	気管腺	門脈腺	腸間膜腺	後腹膜腺	内臓 脾臓 所見	脾臓 重量	肺臓	肝臓	腎臓	その他
76	365	660	⧻	−	卌	−	＋	−	−	−	−	＋	⧻	−	⧺	＋	1.3	＋	−	−	
77	350	610	⧺	＋	⧻	−	＋	−	−	−	−	＋	⧺	−	⧺	＋	0.8	＋	−	−	
78	415	540	⧻	−	卌	−	⧺	−	−	−	−	−	⧻	⧻	⧻	−	0.9	−	−	−	
79	340	560	±	⧻	⧻	−	−	−	＋	−	⧺	⧺	⧻	−	＋	⧺	1.4	＋	⧺	−	
80	460	700	⧺	−	⧻	−	−	−	−	−	−	−	−	−	−	＋	0.5	−	−	−	
81	390	640	⧺	⧺	卌	−	＋	−	−	−	＋	＋	卌	−	＋	⧺	1.5	＋	−	−	
84	290	695	⧻	＋	卌	−	＋	−	−	−	−	＋	⧻	−	⧻	＋	1.2	⧺	−	−	
85	460	740	⧺	−	卌	−	＋	−	−	−	−	⧺	⧻	−	⧺	⧻	2.4	＋	＋	−	
86	370	630	⧻	−	卌	−	＋	−	−	−	−	＋	＋	＋	＋	⧺	1.0	⧺	−	−	
87	290	645	⧺	⧺	⧺	−	⧺	−	−	−	−	−	＋	−	−	＋	0.7	−	−	−	
88	310	650	⧻	⧺	⧻	−	⧺	−	−	−	−	＋	＋	−	＋	＋	1.1	＋	−	−	
89	290	500	⧻	⧺	⧻	−	−	−	−	−	−	⧻	⧻	−	＋	⧻	1.7	⧻	⧺	−	
90	300	615	⧻	−	⧺	−	−	−	−	−	−	−	−	−	−	−	1.0	−	−	−	
91	350	630	⧻	G＋	⧻	−	−	−	−	−	−	⧺	⧺	−	＋	⧻	1.4	＋	⧺	−	
93	350	655	⧻	＋	⧻	−	＋	−	−	−	−	⧺	⧺	−	−	⧺	1.2	⧺	−	−	
94	345	550	⧻	G＋	−	−	−	−	−	−	−	⧺	⧻	−	＋	⧺	1.2	−	−	−	胸膜癒着
95	350	655	⧻	−	⧻	−	−	−	−	−	−	＋	＋	−	−	−	1.0	＋	−	−	
98	340	705	⧻	−	卌	−	＋	−	−	−	⧺	卌	＋	−	−	＋	1.3	⧺	−	−	
99	365	795	⧻	＋	⧻	−	−	−	−	−	−	＋	＋	−	＋	−	1.0	＋	−	−	
100	370	700	⧺	＋	⧻	−	＋	−	−	−	−	⧺	＋	−	⧺	−	1.0	＋	−	−	

図表7　対照群（BCG非接種群）

動物番号	体重 BCG接種前	体重 剖検時	感染前レーメル氏反応	剖検所見 感染局所所見	淋巴腺 膝膕腺 右	淋巴腺 膝膕腺 左	淋巴腺 鼠径腺 右	淋巴腺 鼠径腺 左	淋巴腺 腋窩腺 右	淋巴腺 腋窩腺 左	淋巴腺 後胸骨腺	淋巴腺 気管腺	淋巴腺 門脈腺	淋巴腺 腸間膜腺	淋巴腺 後腹膜腺	内臓 脾臓 所見	内臓 脾臓 重量	内臓 肺臓	内臓 肝臓	内臓 腎臓	その他
101	355	550	−	G+	++++	−	+	−	−	−	−	+	++++	−	++	++++	1.4	+	++	−	
102	345	610	−	++++	+++	−	+	−	−	−	−	++++	+	−	+	+	1.4	+	+	−	
103	325	660	−	G+	++++	−	−	−	−	−	−	−	++++	−	−	+++	1.2	+	++	−	
104	330	520	±	G++	+++	−	−	−	−	−	−	++	+	−	+	++++	1.9	+++	+++	−	
106	340	505	±	G+	++++	−	+	−	−	−	−	+	++++	−	+++	++++	7.3	++++	+++	−	
107	375	625	−	G+++	++++	+	+	−	−	−	−	++	++	−	++	++++	3.2	+++	++++	−	
108	405	610	±	G++	+++	++	++	−	−	−	−	+	++	−	+	++++	2.0	+	−	−	
109	360	575	±	G++	+++	−	−	−	+	−	−	+	−	−	+	++++	2.0	++	+	−	
110	460	655	±	G++	++++	−	+	−	−	−	−	+++	++++	+++	++	++++	2.2	+++	+++	−	
111	260	610	−	G++++	++++	−	+	−	−	+	−	++	++	−	+	++++	7.6	++	++++	+	
112	350	530	−	+	++	+	+	−	−	−	+	+++	++	+	+	++++	4.2	++	++	−	
113	320	570	±	G++	++++	−	++	−	−	−	−	+++	+++	−	++	++++	3.2	++	++	−	大網膜結節
114	330	600	±	G+++	+++	+	++	+	+	−	+	+	++	−	+	++++	9.2	++++	++++	−	
115	380	600	±	G++++	++++	+	+++	−	+	−	−	+++	++	−	++	++++	3.3	+++	++	−	
116	325	610	−	G++	++++	+	++	−	−	−	−	++	++	−	+	++++	5.4	++++	++++	−	
117	410	360	+	G+	++++	−	++	−	−	−	++	+++	+	+	+	++++	4.4	+++	++++	−	
118	355	530	−	G+	++++	−	−	−	−	−	−	++	++	−	−	−	0.5	++	+	−	
119	400	680	−	−	+++	−	−	−	−	−	−	+++	+++	−	+++	+++	1.2	+++	−	−	
120	380	560	−	G++	+++	−	+	−	+	−	−	++	++	−	++	+++	1.7	+++	+++	−	胸膜癒着
121	345	580	±	G+	+++	−	−	−	−	−	−	++	+	−	+	+	0.5	+	++	−	
122	350	590	±	G+	++++	−	+	−	−	−	+	+	++	−	++	++++	2.4	+++	++	−	
123	355	680	+	G+	+++	+	+	−	−	−	−	++	++	−	++	++	0.8	+	−	−	
124	320	505	±	+	++++	−	+	−	−	−	−	+++	+++	−	++	++++	1.4	++	+	−	
125	375	690	±	G++	++++	−	+	−	−	−	−	++	++	−	+	+++	1.7	++	+++	−	

図表8　第１群から対照群までのヒストグラム

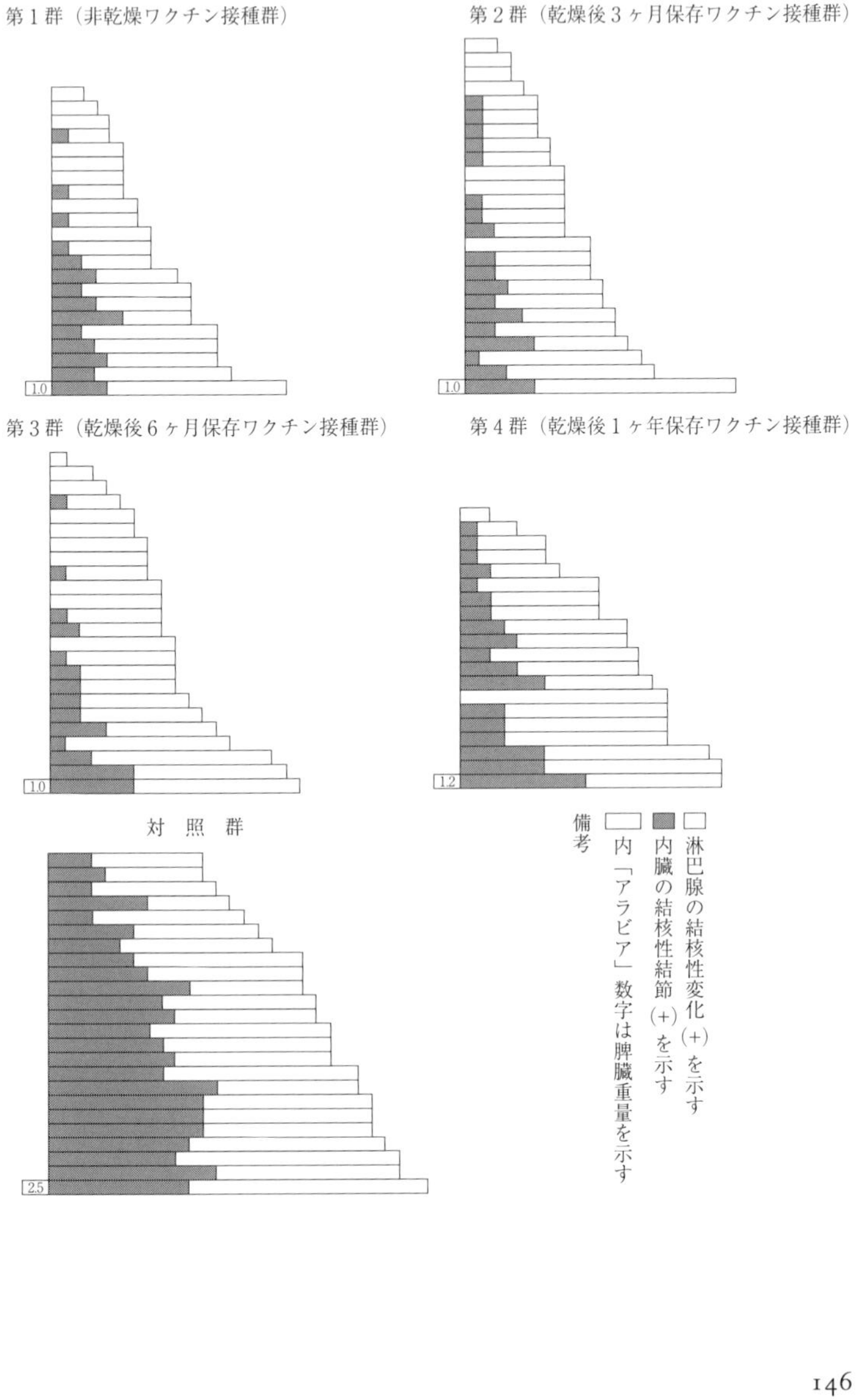

かった。強毒菌感染後3週および10週目の検査では、全例が陽性で、その反応程度もBCG接種後よりも遙かに強度であった。

④肉眼的解剖所見、3~6か月10℃内外に保存した乾燥ワクチン接種群は、調製当日の非乾燥ワクチン接種群に比べて感染防御能上ほとんど劣っていない。しかし、1か年保存したものでは対照群に比べれば遙かに良いが、非乾燥ワクチン接種群に比べれば、かなり劣った成績を示した。これは保存中時として温度が上昇したために、生菌数の減少を来したことに起因するのではないかと思われる。

第7章

日本学術振興会
第8小委員会

1節　傍観していた結核問題

長与又郎は、伝染病研究所所長在任中には結核対策について傍観していましたが、第8小（結核予防）委員会からは積極的に参画するようになりました。この頃の長与又郎日記のなかに、何度も学術振興会や結核研究所の問題が書かれ、結核対策に積極的に関わるようになっています。

この過程を『長与又郎日記』で見ていきます。

「昭和8年1月20日　金　晴

午後2時内務省保健（衛生）調査会に出席。山本達夫会長（内務大臣）以下約40名出席。

議案は、結核予防の根本的対策如何。

内務省は、結核撲滅の国策を樹立し、唯一の結核文明国たる汚名より脱せざるをべからず。余は従来、結核予防事業を傍観せり。その組織宜しからず。真面目の態度を欠きたるを以てなり。この度政府のこの挙は、大規模にして始めて我が意を得たるものなり」

『長与又郎』の著者小高健はなんのことか解らないと述べていますが、「その組織宣しからず」とは背蔭河の人体実験場を指すと考えれば納得できます。長与がうつ病になった原因もこの事が契機となります。背蔭河の人体実験が噂にならず進行したため、「うつ病」も改善したと考えられます。

『長与又郎日記』の記載を続けます。

「昭和8年3月21日　火
この17日付を以て左記の辞令を受く。
日本学術振興会会長　子爵斉藤實。
本会学術部　第8常置委員会を託す」
内務省とは別に、結核対策に重要な役割を果たしたのが日本学術振興会（学振）です。緊急対策を必要とする国家的重要問題を選んで、強力に総合的研究を進めることになり、第8常置委員会（医学・衛生学）はまず、結核の予防問題を取り上げました。
「昭和12年6月16日　水　曇
日本学術振興会結核対策に乗り出す。
午後1時、如水会館。第8常置委員会（医学、衛生学）を開く。主題は国家重要問題研究委員会の設置。結核の予防を、学術的に研究に基づき立案することを決し、各分担を定め、全国の結核に関する信用すべき学者の従来の成績及び意見を蒐集し、その上で適当な委員会をつくることとなる」
「昭和12年6月22日
2時半　緒方知三郎、栗山重信、岡治道、三氏を招き、学術振興会に新たに設置すべき結核予防対策に関する学術的研究委員会の調査事項に付き協議す」
「昭和12年10月15日
結核予防研究委員会開設」

昭和13年1月12日に軍部の強い希望で厚生省が設置されました。衛生行政に関する局は、それまでは内務省衛生局だけでしたが、厚生省になってからは予防局（局長高野六郎）、体育局、衛生局の3つになりました。行政の重点が、急性伝染病の疫学から、予防医学ことに結核対策に移り、勝俣稔がその責任者となりました。日本学術振興会（学振）の結核予防に関する委員会は、1938（昭和13）年度から第8小委員会となりました。

その設置趣意書は次のようなものでした。

「第1　趣旨

系統的な学問上の根拠を達するために、昨年昭和12年6月16日、体力研究の第8常置委員会第22委員会に結核予防の分科会を設け、10月15日より根本的研究の準備調査研究に着手し、いまやその方針及び方法を決定するに至った。昭和13年4月1日この分科会を改めて、第8常置委員会に、本研究を専らにする第8小委員会を設け、先ず根本的予防法を確立し、次いで治療法に及び我が国より結核を駆除する。

第2　研究事項

当面の課題は、次に記載する事項。

1　旧ツベルクリンの標準決定
2　本邦における結核感染および発病羅患蔓延の実状、ならびに其の原因調査
3　結核発病予防を目的とするＢＣＧ効果の実験
4　予防方法の検討と決定

5　其他委員会の決議により必要と認めたる事項
第3　期間　5ケ年
第4　費用　昭和13年度から
第5　委員（略）」
「昭和13年5月11日　水　晴
1時半より学士院会館に於いて、学振結核予防委員会を開く。第4回なり。去る4月1日より、独立の第8小委員会となることに決し、余は委員長をひき受けたり」
福島伴次がいったように、彼は公家のような人で、いつも人に持ち上げられるのを好んだ人物でした。
「昭和14年1月20日　金　晴
2時より医学部本館会議室で、学振第8小委員会（結核予防）を開く。この日はBCGの使用に関して行った。症例は少ないも、精密な観察をなせるもの西野、熊谷、岡、野澤等あり」
「昭和14年4月28日　金　晴
この日の夕刻、高野予防局長、来邸。
皇后陛下より、結核予防及び治療に対して、御内帑金《ないど》（手元のお金）50万円の御下賜とともにありがたき令旨《りょうじ》（書面）を平沼総理に賜りし事を報告す。結核対策これより一時期を画すべし。
近頃の好音なり」
「昭和14年5月18日　木　晴

結核研究所所長を受諾す。

朝、広瀬久忠（厚生大臣）来邸。

この度の皇后陛下の令旨及び50万円の御下賜を契機として、成立せる財団法人結核予防会の事業として、最も大切な研究所（病院、相談所、模範実施区等之に付属す）の所長は極めて重大な地位を以て是非就任せられたしとの懇談を受く」

結核予防会は1939（昭和14）年5月22日に正式に発足しました。秩父宮勢津子妃殿下を奉載し、会長は広瀬厚生大臣、理事長には岡田厚生次官、副会長は2名で、財界を代表して三井財閥の池田成彬と医学界を代表する元京都帝大総長の荒木寅三郎がなりました。

なお、結核予防会の設立によって問題になったのは、民間団体、特に1913（大正2）年設立の結核予防協会の処遇でした。結核予防協会は、厚生省の協力要請にしたがって、結核予防会に発展することとして1939年11月に解散しました。

日本学術振興会第8小（結核予防）委員会は、昭和13年5月11日をもって東大総長であった長与又郎の下に成立しました。委員は陸海軍、厚生省ならびに大学および研究所より選ばれた専門家35名以内とし、差し当たり24名が委託されました。この名簿を卒業年度順に並び変えると、次のようになりました（図表1）。

「昭和14年8月10日　木　曇

5時、古川、岡、勝俣の来邸を求め、夜8時半まで結核研究所のことについて協議す。人事、研究所、病理部長は岡、細菌部長は伝染病研究所柳澤謙（承認済）」

図表１　日本学術振興会第８小（結核予防）委員会名簿（年齢順）

慶大教授	西野　忠次郎	東大	明治 37 年卒
北里研究所副部長	渡辺　義正	済世舎	明治 37 年卒
東大総長	長与　又郎	東大	明治 38 年卒
海軍省医務局長・海軍軍医中将	高杉　新一郎	東大	明治 40 年卒
東北大学教授	熊谷　岱蔵	東大	明治 40 年卒
東大教授	緒方　知三郎	東大	明治 40 年卒
北大教授	有馬　英二	東大	明治 41 年卒
厚生省予防局長	高野　六郎	東大	明治 42 年卒
東大教授	坂口　康蔵	東大	明治 43 年卒
陸軍軍医学校長・陸軍軍医中将	寺師　義信	京大	明治 43 年卒
京大医学部長	戸田　正三	京大	明治 43 年卒
東大教授	栗山　重信	東大	明治 44 年卒
阪大教授	今村　荒男	東大	明治 45 年卒
慶大教授	小林　六造	京大	大正２年卒
伝研所員	佐藤　秀三	東大	大正４年卒
東大講師	岡　治道	東大	大正６年卒
海軍医学校教官・海軍軍医中佐	沓掛　諒	新潟医専	大正６年卒
厚生省体育官	原田　豊	東大	大正７年卒
厚生省予防局予防課長	勝俣　稔	東大	大正８年卒
北大教授	井上　善十郎	東大	大正９年卒
厚生省体育官	野津　謙	東大	大正 12 年卒
九大教授	戸田　忠雄	東大	大正 13 年卒
満鉄衛生課長	千種　峰蔵	慶大	大正 13 年卒
伝研所員	柳澤　謙	東大	昭和６年卒

「昭和15年7月11日　木　晴後雨
2時、岡、柳澤両氏来る。15日学振小委員会の、結核早期診断に関する意見を取り纏めたる委員会案なる。15日決定することとす。案は原文の外に参考書類の要点を網羅し、多数の表を入れたるもの。この種のものとして内外になき貴重なものなり。決定の上は印刷に付し、学振に提出することとし、厚生省各課始め今後結核診断の標準になるものなり」

2節　第8小委員会の討議

柳澤謙は『わが一生の思い出』で、第8小（結核予防）委員会のことを以下のように追憶しています。

「BCGの人体使用を我が国で最初に試みたのは、阪大の今村荒男で昭和4年のことである。昭和9年には、九大の戸田忠雄と伝染病研究所で人体接種試験が開始されている。

阪大および九大では竹尾株が使用され、伝染病研究所では伝染病研究所株が使われた。学術振興会第8小委員会が共同研究を行う場合、どちらの株菌、すなわち竹尾株（阪大微生物研究所）を選ぶか、伝染病研究所株をとるかでかなりの討議が行われたが、長与委員長は、両株の毒性や免疫試験を至急するように指示された。

ある日の委員会が終ったあとで、長与又郎が今村荒男と私を呼んで、今週中にでも私が、1か所で伝染病研究所株と竹尾株の毒性や、免疫効果を至急比較するように言われた。菌株の検査は、伝染病研究所でやることになったので私の責任は重大なものであった。

今村は、伝染病研究所からもらったBCGを牛胆汁の入ったグリセリン馬鈴薯培地で培養していた。

BCG（竹尾株）と、牛胆汁の入っていないグリセリン馬鈴薯培地に、継代培養したBCG（伝染病研究所株）とを比較すると、発育状態は肉限的に全くちがう。竹尾株は表面が滑らかな集落のかたまりなのに反して、伝染病研究所株は表面が粗雑な集落であった。

菌を染色すると、竹尾株のほうが伝染病研究所株よりやや大きいが、発育速度を比較すると伝染病研究所株より遅いなどが判明した。両株をモルモットに接種して、毒力を比較すると、内臓の変化に変わりはなかったが、竹尾株では接種局所に潰瘍ができて、なかなか直らないのに反して、伝染病研究所株では、潰瘍も小さく治りやすかった。どうも竹尾株の方が、毒力を比較してやや強いように思われた。

暫くは竹尾株で人体接種試験を行うことに決められた」

背蔭河では、すべて伝染病研究所株が使用されていたのに、不思議な感があるが、長与又郎には背蔭河のことが知らされていなかったから、当然の結果かもしれないと筆者は考えます。第8小委員会の最終報告書では、伝染病研究所株でも竹尾株でもどちらでも良い、とされます。

再び、『わが一生の思い出』の引用を続けます。

「BCGが使用できるようになった頃、BCGの毒力が恐ろしいとみえて、初めて人体研究をする臨床の大先生は、０・０００１mg接種から始めていた。その頃私たちは、ＢＣＧ接種を０・０３mg皮下接種で進めていたのだから、その隔たりはとても大きかった。

その頃、今でもはっきり記憶に残る思い出がある。東北大学の 熊谷岱藏先生のことであるが、先生は、最初はＢＣＧなどたいしたことがないと思っておられたらしい。ツベルクリン反応陰性の、看護婦の1群にＢＣＧを接種し、他群には何もやらないで比較された訳である。接種して3か月くらいにお目にかかった時には、皮下接種の場合、接種局所に潰瘍ができて、苦情が多くて困ると嘆いていた。それから1年たって会った時は、接種群からの結核発病の少ないことに驚かれたらしい。

その時私に、皮下接種を静脈接種に変えたら、接種局所の潰瘍ができなくて良いではないか、ひとつやってみないかとのことであったが、私はその経験は動物実験ですらないし、ＢＣＧの静脈内接種の文献は内外にないので、頭をかしげてそれを拒んだ。ところが先生は勇敢にツベルクリン反応陰性者の看護婦にやられたのである。なるほど接種局所には大きな変化は出なかったが、接種者のうちから一人失明者が出た。眼科で調べるとそれは眼底出血であったらしい。2～3か月で全快したと聞いたが、それから先生もＢＣＧの静脈内接種をあきらめた。皮下接種からはじまったＢＣＧ接種も、再接種を行うグループが次第に増加するに伴い、局所反応もいよいよ多発するようになったので、接種方法の改善とワクチンの製法の改良に、研究が向けられていった。

皮下1か所接種法から皮下分割2か所接種法、静脈内接種法、皮内接種法、経口的接種法、腋窩皮下接種法、腹腔内接種法、経皮接種法など次々に接種法が各方面で研究されるに至ったのである。皮下2～3か所分割接種法は潰瘍こそ小さいけれども、瘢痕が多くなるし、特にその潰瘍が融合した場合には、一層大きな瘢痕を残すので賛成できない。

静脈内接種の場合は、熊谷岱藏の経験から眼底出血者もみられたので、ツベルクリン反応陽性者に誤って接種した場合には、接種局所の変化はないにしても、毛細血管などに小出血があり、一時的にも出血部に機能障害がおこる可能性もあるので、これも接種方法として、推奨する訳にはいかない。

腋窩皮下接種法は、高橋義夫が満州（満州国衛生技術廠）で試みて、接種局所にはほとんど問題ないということで、私たちも人体にやってみたが、時には注射針を入れた時、血液がワクチンを入れた注射器に突如として入ってくることが数々あり、不気味であるし、大体、年頃の女性などにこの接種法を行うことはなかなかできず、これも長続きしなかった。

その間、仙台市の某国民学校で、熊谷岱藏、海老名敏明（東北大、昭和2年卒）の指導で同法を実施した時に、多分腋窩をとおり抜けて筋肉内に接種されたため、かなり多数の局所反応が出て、部位が部位だけに、その治療には大変苦労したという報告もあって、それ以降はまったくこの方法を用いるものがなくなった。

さて腹腔内接種、特に乳幼児に満州で山岡克己が行ったもので、局所にも全身的にも副作用がなかったという報告があり、第8小委員会で討議の対象になったが、東大小児科教授の栗山重信は、腸を損傷する恐れがあるし、人体の腹腔内接種は、日本では行われた報告を聞かないと反対した。

ついに皮内法が、圧倒的に大多数の委員の経験を経て、一時は一般化するにいたった。ともあれ昭和16年迄には、BCGワクチンは皮内接種でやっても被接種者から、苦情は出なかったのである」

1941（昭和16）年8月16日午後3時20分、長与又郎がS状結腸癌の全身転移で死亡します。長与又郎の剖検を行ったのは、緒方知三郎（東大、明治40年卒）と三田村篤志郎です。長与の死後は、委員長は熊谷岱藏に代わりましたが、熊谷は当然背蔭河の生体実験など何も知りませんでした。柳澤謙によると、BCGの凍結乾燥ワクチンが長与の死後、結核研究所でできるようになりましたので、このことを日本学術振興会第8小委員会に発表したところ、熊谷岱蔵は色をなして怒りました。『わが一生の思い出』によると、「俺（熊谷岱藏）の生まれ故郷は長野県で、寒中に豆腐をワラで編んで軒下におくと、数日でカラカラに乾燥してしまう。しかしそれを豆腐にしようと水を加えても、決して元の豆腐にはならない。君の実験は出鱈目だ」。その後、暫くは他の委員も追試しなかったようです。

結核の5年間の研究結果が、1943（昭和18）年、日本学術振興会第8小委員会『結核予防接種に関する報告書』として結核予防会から出版されます。

その内容は次のとおりです。

Ⅰ　緒言
Ⅱ　実験的研究
　1、毒性
　2、効果
Ⅲ　人体接種成績

1、既接種者および未接種者の結核感染率および死亡率の統計学的観察
2、既接種者および未接種者よりの結核の病型に関する調査

Ⅳ　実施方法
1、「ワクチン」の製法
2、接種方法
3、副作用とその処置

Ⅴ　結論

結論の後に付表、付図がついており、全53ページからなっていました。

この報告書は人体実験集です。

1、BCG皮下接種後の剖検数（BCG接種6週後解剖で25人、BCG接種18週後解剖で29人）は54人。

2、BCGの結核予防効果実験で、報告書に記載されている人数は2674人（これには超音波処理ワクチン391人を含みます）。

3、2年の経過観察で、結核発病率・死亡率をみたものはBCG未接種者1126人、BCG既接種者1099人、合計2225人。

4、人体実験総数は4953人で、人類史上最大の人体実験集。

5、BCG接種は発症率を2分の1以下にし、死亡率は8分の1以下にするという結論。

第8章 伝染病研究所

1節　私立伝染病研究所

ここからは伝染病研究所について、振り返りたいと思います。

我が国の伝染病（感染症）の原因追究、予防および治療に関しては、北里柴三郎を抜きにしては語れません。北里柴三郎は熊本医学校卒業後、１８７５（明治8）年、東大に24歳で入学し８年掛かけて32歳で卒業します。１８８３（明治16）年、大学を出るとすぐ内務省の衛生局（現在の厚生労働省と警察庁）に入りました。

当時の衛生局長、長与専斎の紹介で、北里は１８８６（明治19）年1月、ドイツのコッホのもとに派遣され、６年間の留学生活を送りました。コッホのもとでは破傷風菌（嫌気性菌）の純培養に成功、ベーリングと共著で『動物におけるジフテリアおよび破傷風免疫の成立』を出版しました。

この研究によって、免疫された動物から採った血清を患者に与えて病気の治療をする方法、いわゆる血清療法の端緒が開かれました。北里は１８９２（明治25）年5月に帰国しますが、帰国後、母校東大の対応に問題がありました。北里は、自分ほど業績を挙げた者は我が国にいないという自負があったのに対し、東大は両手を挙げて迎えようとしなかったのです。東大は北里を特別の扱いにせず、他の帰国者と同格の形で、研究組織に組み入れようとしたのです。大学では、専門的研究を進めるための制度として講座制を準備中（１８９３年9月発足）だったこともあってか、コッホの研究所をモデルとしたような北里の要求を過大としました。このことが北里の自尊心を傷つけ、北里生来の闘争心に火をつけたと考えられます。

長与専斎は、福沢諭吉とは適塾（江戸時代に緒方洪庵がつくった洋学の塾）で生活をともにし、福沢諭吉の次の塾頭を務めたこともあって、北里を福沢諭吉に紹介し、福沢諭吉の援助で、１８９２（明治25）年の11月30日に、芝公園の一隅に小さいが気の利いた伝染病研究所をつくりました。間もなく私立衛生会（長与専斎が創立した公衆衛生団体）の付属になり、その後、帝国議会で予算が通り、向こう数年間の諸経費の補助が受けられるようになりました。１８９３年６月から、職員は所長１人、部長２人、助手７人、薬剤師２人、書記３人を置くことと、学術部、治療部を置くことが決まります。さらに１８９４年３月、員外助手（無給）制度を設け、陸軍、海軍の軍医で、研究に来るものを受け入れる体制を整えます。

北里は、１８９４（明治27）年11月から１８９５年２月までにジフテリア患者19人に抗血清治療を行います。全治15人、死亡２人、治療中２人という結果で、その治療は神技のごとくであったと称賛されました。これが、我が国の血清療法の始まりです。

１８９４年４月中旬、イギリス領香港の中川領事から、ペストが発生したとの第１報が入ります。中国の雲南高原に長く存続したペストが、３月中旬広東に広がり、猛威を振るい数週間で６万人の死者を出し、香港に入りました。

日本政府は、ペストを研究することが人類に対する義務と考えて、我が国から医学者を派遣することを決定しました。１８９４（明治27）年５月28日、第２次伊藤内閣は北里（当時41歳）と東大の青山胤通《たねみち》（東大、明治15年卒、当時、35歳）に調査命令を出しました。一行は6月5日横浜を発って香港へ向かいます。北里は細菌学を、青山は病理解剖と臨床を分担することになっていました。

北里は病原と思われる菌を発見し、6月18日にこれをペストの病原体と確定し、19日午前10時過ぎに内務省にあてて打電しました。日本派遣団より3日遅れて香港に着いたパスツール門下のエルサン（当時32歳）も、北里とは全く無関係にペスト菌を発見しました。その後、ペスト菌をめぐって、北里と東大との間に激しい論争が起きますが、ペスト菌が北里菌なのかエルサン菌なのか決着を着けるため、文部省は東大教授の緒方正規（東大、明治13年卒）らを、1896（明治29）年12月10日から翌年の1月3日まで台湾に派遣しました。

緒方らは帰国後、日本で『ペスト研究復命書』を出したほか、3月には緒方がドイツ語でペスト病原はエルサン菌であること、蚤の体内にペスト菌がいることを動物実験で証明したこと、鼠の蚤がペスト伝播に重要な役割を果していることを発表しました。北里の敗北でした。

北里の四天王といわれた志賀潔（東大、明治29年卒）が赤痢菌を発見し、1897（明治30）年12月25日発行の『細菌学雑誌』に発表します。北里は志賀論文の前に論説として紹介を書いただけで、論文には自分の名前は付けなかったといいます。北里の名前がつけば、志賀の名前が消えてしまうのを慮ったからです。『細菌学雑誌』は1895（明治28）年12月に創刊されていました。

北里は福沢諭吉の創設した養生園（結核病院）も担当しました。養生園は、伝染病研究所とは無関係に、病後の養生をするための施設が東京の近くにあればと、長与専斎が福沢諭吉に話したことがきっかけとなりできた施設です。福沢が芝区白金三光町、土筆ヶ岡と呼ばれるところに敷地を用意してきたもので、建設資金は森村財閥（現在のＴＯＴＯもそのグループ）の森村市左衛門らが拠出しました。

養生園は、１８９３（明治26）年9月15日開院しましたが、福沢がたまたま『時事新報』（福沢諭吉が主幹の雑誌）で宣伝してしまったので、北里がやる羽目になります。養生園には北里の名を慕って多くの患者が集まり、またたくまに市内（東京）屈指の結核専門病院となり、敷地面積は最初の１０００坪から１９０１（明治34）年には７７５７坪にもなりました。養生園には病院の建物の他に機関室があり、ドイツから輸入した蒸気消毒罐（オートクレーブ）も備え付けられていました。また、濾水式水道も敷設してあり、我が国初の近代的な病院でした。

北里は雇われ院長で、なれない手つきで聴診器を手に取って、養生園もやらざるを得なくなったのです。経営の面でみると、福沢は養生園から報酬を受け取らなかったものの、養生園に貸し出した土地や資金に対しては、その使用料や利子はきちんと取りました。ここで北里は、コッホの真似をして、１９３１（昭和6）年6月脳溢血で死ぬ（78歳）まで結核患者にツベルクリン療法を続けました。

１８９０（明治23）年8月、ベルリンで開催された国際医学会総会でコッホは突然、結核の特効薬の開発に成功したと取れる報告を行いました。このニュースはヨーロッパはもちろんのこと、全世界を駆けめぐりました。全世界の結核患者や医者はコッホの報告を聞いて熱狂的に歓迎し、何とか「秘密のくすり」を手に入れようと、ベルリンに殺到しました。しかしコッホは、まだ開発途上というだけで、薬の成分も製法も明らかにしませんでした。

この薬の正体はツベルクリンで、結核菌の培養液をそのまま煮沸し、濃縮濾過したものでした。

はるか離れた日本でも、政府は直ちに新薬を入手するため、３名の医者をベルリンへ派遣しました。結核の特効薬と期待されたツベルクリンは、１８９１（明治24）年３月、太平洋を渡り日本に到着しましたが、残念なことに結核には効果はありませんでした。世界各国の状況も同じで、ツベルクリンに対する大いなる失望に包まれました。

ツベルクリンが結核の診断に利用できる事を発見したのは、アメリカからコッホのもとへ留学していたペアーソンです。彼は故郷の、外見上問題のない79頭の乳牛にツベルクリン液を注射しました。その結果、30頭の乳牛に発熱がみられ、そのうちの２頭を選び解剖をしたところ、結核に罹患していることを突き止めました。この成績により、結核の特効薬と期待されたツベルクリンは牛の結核の診断に使用できることが明らかになりました。

１９０７（明治40）年には、ウイーンの小児科医ピルケが、皮下にツベルクリンを入れると、赤く腫れ硬くなるのを発見し、人の結核の診断にも使用できることを発表しました。ピルケは発赤径２㎜を陽性としましたが、これだと小児の98％が陽性となります。また、１９０８年には、フランスのマントーが、皮下ではなく皮内注射のほうが、より正確に診断できると報告しました。その結果、ヨーロッパでは、結核の初感染は小児期で、大人になって感染するのは再感染ということが長く常識となります。しかし、日本では岡治道らによる結核の初感染発病説が広く信じられていました。

2節　内務省の伝染病研究所

伝染病研究所は6年4か月にわたる私立時代の幕を閉じ、1899（明治32）年4月1日に内務省の研究所となります。定員は所長1人、部長専任3人、助手専任8人、書記専任4人、無給助手20人となります。発足初期、北里所長のもとで各部が次に示すような業務を分担することになります。

第1部　病原検索、予防方法の研究
第2部　診療、解剖
第3部　講習、予防消毒治療材料検査

その後、痘苗製造所と私立伝染病研究所の援助でつくられた血清薬院では、ジフテリア血清（1896年）、ペスト血清（1900年）、破傷風血清（1902年）、ハブ蛇毒血清（1904年）、ペストワクチン（1900年）、コレラワクチン（1902年）が製品化されていました。痘苗製造所とこの血清薬院が1905（明治38）年に合併され、内務省の伝染病研究所は我が国最大の痘苗・ワクチン・治療血清（細菌学的製剤）の製造所となりました。

新築中の伝染病研究所は芝白金台に落成し、1905（明治38）年11月に所員は移転しました。その後、敷地面積は1913（大正2）年、2万2613坪に拡張しました。

研究、診療、製造のほか、伝染病研究所の主な仕事のひとつとして細菌学、伝染病学の講習がありました。これはすでに、国立になる前から行われていましたが、内務省管轄になってからは医術開業免状、獣医師免状の所有者が、講習規定に定められて対象者となりました。

官庁からの派遣者は、随時受講することができました。研究に来ていた軍医も随時受講していたらしく、すでに第一年度に4名の海軍軍医の氏名が別扱いで記録されています。1913（大正2）年7月21日に規定が改正され、歯科医師も受講できることになります。講習は3か月を1期としました。移転の年にあたる1905（明治38）年が1回だけだったのを除いて、1907年までは毎年3回、それ以後は年2回開催します。15年半にわたる内務省時代に1638名が受講しました。この講習が、我が国における公衆衛生の啓蒙、細菌学の普及、衛生行政におよぼした効果は大きかったのです。特に伝染病対策にかかわった地方技術官でこの講習を受けなかった者はなく、その採用には講習の受講歴が考慮されました。

1909（明治42）年、秦左八郎（三高医学部、明治28年卒）とエールリッヒによって梅毒の治療薬サルバルサンが発見されました。秦からサルバルサン発見の報告が入って1か月ほどして、当時開通したばかりのシベリア鉄道を経由し、1包みのサルバルサンが伝染病研究所に届きました。1909年の夏の終わり頃のことです。ところがサルバルサンは、一時的に陰部症状をとりますが、梅毒を死滅させるものではなく、何回も繰り返し治療する必要がありましたし、サルバルサン治療をしても最後には脳梅毒にもなりました。

北里の恩師コッホ夫妻は、ニューヨークで熱烈な歓迎を受け、サンフランシスコ、ハワイを経由して1908（明治41）年6月12日朝、横浜港に着きました。コッホの来日は、世界的な学者が我が国を訪れた最初の出来事でした。我が国では、石黒忠悳《ただのり》（初代の陸軍軍医総監）を委員長とする「コッホ歓迎会」がつくられ、コッホは盛大に歓迎されました。陸軍軍医総監とは軍医の最高位です。コッホは、数日間我が国で進行中の研究を仔細に検討した後、2か月にわたる日本国内の旅行に出ました。北里と二人の助手がいつも付き添い、各地で熱烈な歓迎を受けました。コッホはドイツ宛ての書簡に、日本は世界で最も美しく、興味を持てる国のひとつであると書き残しています。

　コッホは北里を大いに褒めたたえたので、コッホのために北里は前代未聞だといわれる大判振舞いを行ったのです。北里はこの時ばかりではなく、よく食い、よく飲み、よく遊んだ男でした。北里は仲間や身内の者にも気を配り、家族や生活の心配もしてやっていましたので、北里のためなら死んでもよいという者が伝染病研究所内には沢山いたといいます。一方では政界人とも付き合い、新橋や赤坂で豪遊もしていました。この資金は、養生園のもうけから出ていました。彼は精力絶倫で、朝は6時におき、必ず養生園に行き、午後は伝染病研究研や内務省を駆け巡り、ひと風呂浴びると、夜は酔って美人の膝枕にあるという生活を続けていました。

3節　文部省の伝染病研究所

1、青山胤通《たねみち》

⑴ 文部省の伝染病研究所スタート

１９１４（大正３）年10月14日、大隈内閣は「行政整理、文政統一」という名目で伝染病研究所を内務省から文部省へ抜き打ち的に移管しました。北里一門はこの仕打ちに激怒して総辞職し、北里研究所をつくりました。これが当時の医学界の大問題となった「伝染病研究所移管問題」であり、「東京医事新報」の記事「学究風雪60年」で、福島伴次は「問題は問題を呼んで、風説は風説を生じ、ほとんど停止する所なからんとす」と述べています。

もともと北里は大学とは対立していましたが、この移管を契機として、両者の対立はさらに激しいものとなりました。北里は移管の時、満62歳になっていました。普通ならばもう引退してもよい年齢でしたが、北里はこれを契機にして猛烈な活動を開始します。まず北里研究所を１９１４（大正３）年11月５日に創設し、その運営を軌道に乗せます。そして、それまで個人のものとして運営してきた養生園の財産一切を寄付して、これを社団法人とします。さらに、福沢諭吉の創立した慶応大学に医学科を設ける計画が1917（大正6）年に決まると、創設と経営の責任者を引き受け、発足から1928（昭和3）年まで、医学科長・医学部長となり、付属病院長も兼ねます。

慶大医学科の発足にあたっては、北里研究所職員を兼任させ、京都帝大から多数の人材を得て教授としました。これは京都帝大の荒木寅三郎（東大、明治20年卒）総長と北里とは、ドイツ留学時代から親しかったためです。また、北里は政治、行政に積極的に関与するようになります。1923（大正12）年11月、全国の医師を網羅し、日本医師会を成立させて会長となり、終生その職にありました。北里以後、日本医師会会長の席は慶大関係者が占めるようになります。日本医師会会長の席は北里の後を北島多一（東大、明治28年卒）が継ぎ、敗戦前後はしばらく空席となりますが、戦後は慶大出身の武見太郎へと引き継がれることになります。

一方、東京帝大医科大学学長（東大医学部長）の青山胤通が1915（大正4）年1月15日から伝染病研究所所長を兼ねることになります。各部の配置は次のようです。

第1部	一般細菌ならびにワッセルマン試験	部長	主任	横手千代之助（技術嘱託）
	病理（原虫、癌）		主任	長与又郎（技師）
第2部	病室（附・細菌特に赤痢・狂犬病）	部長	主任	二木謙三（技師）
	細菌特に結核		主任	芳我石雄（技師）
第3部	生物化学	部長	主任	林　春雄（技師）
	細菌特にペスト・附講習		主任	石原喜久太郎（技師）

第4部　血清（ワクチン）　部長　主任　西澤行蔵（技術嘱託）
　　　　　　　　　　　　　　　主任　八木澤正雄（技術嘱託）
第5部　痘苗（附・大動物）　部長　主任　城井尚義（技術嘱託）

この他にも事務系委託18名、雇人１２７名（うち看護婦7名）などがおり、職員は１９５名でした。西澤行蔵（東大、明治35年卒）、八木澤正雄（軍医）、城《き》井《い》尚義《なおよし》（獣医）は北里研究所に残らず、文部省の伝染病研究所に移行します。彼らは北里門下からは裏切り者と罵られましたが、陸軍軍医務局長、森林太郎（鴎外）は青山の親友でしたので、両者の相談の結果、西澤行蔵、八木澤正雄に血清「ワクチン」製造の業務命令が下ったのです。痘苗の製造担当者は、当時陸軍軍獣医学の総帥武藤喜一郎の推挙によって城井尚義がその任務に当たることになります。

内務省は１９１５（大正4）年1月、血清の検定方法について検討を開始し、7月になって血清検定機関の設置に関する案を中央衛生会（石黒忠悳会長）に諮問しました。この案にはジフテリア、破傷風の両血清は検定を受けなければ販売できないこと、行政官庁は製造所、販売所を臨検し製品の検査を実施できること、検定は伝染病研究所にやらせること、検定方法は抜き取り検査とし、検定料を製造所から取ることが含まれていました。

これに対し北里研究所関係者や民間から、「なぜ民間製品だけが検定されるのか、これでは民間に対する圧迫ではないか、なぜ伝染病研究所を検定機関にするのか、伝染病研究所が検定するのであれば製造をやめるべきである」という意見があり、業を煮やした青山伝染病研究所所長は１９１

5年7月29日、中央衛生会総会で、伝染病研究所内に製造部と検定部を独立に置き、自家製品であっても検定ができるようにしたと豪語しました。中央衛生会総会では、議論の決着がつきませんでしたが、最終的に伝染病研究所を検定機関に決めました。このため北里研究所の製品は伝染病研究所の検定を受けることになりました。

検定問題をめぐって、双方の確執は激しさを増すことになります。これと同じことが、戦後の伝染病研究所と、新たにできた国立予防衛生研究所（国立感染症研究所）との間で検定をめぐる争いが起こりました。検定は自社製品に関しては明らかに有利だからです。

伝染病研究所所長に就任した青山は、1915年の末から食道癌のためやせ始め、翌年の春には憔悴の度を加え、9月には東大医科大学学長も辞任しました。12月にはほとんど食事も取れなくなって、1917（大正6）年12月23日午後死亡、58歳でした。

(2) 恙虫《つつがむし》病研究

1915年伝染病研究所移管時に入所した長与又郎は、「伝染病研究所を単に細菌製剤の製造所にしたくない。学術研究所として何かひとつ出さねばならぬ時が来ている」と考え、恙虫病を研究の対象に選びました。本格的な研究の出発にあたって長与らは、実験用動物、飼料、研究材料一式など、貨車1台に積み切れないほど準備しました。さすがの青山も、まるで大名旅行だと苦い顔をしたほどだったといいます。

同年7月、長与、三田村篤志郎、宮川米次、今村荒男は、山形県の谷地町の旅館兼料理屋の対菜館の2階を借りて根拠地とします。長与らは、当時研究が最も難しいといわれ、また危険でもあった恙虫病の研究に、丸刈頭になって取り組みました。対菜館の2階にかけてあった写真は有名です。長与らは白布の予防衣に身を包んで、草のぼうぼうと生い茂った最上川の中州へ入り、猿に綱を付けて草むらのなかを歩き回りました。1週間ばかりたつと猿は恙虫病の症状を示し、恙虫の刺し口に病原体侵入の病巣を証明できました。猿のリンパ節を摘出して検鏡すると、異様な微小体（ギムザ染色で染まる）が発見され、同じものが患者のリンパ節にありました。

8月の末まで、丸50日間、炎天のなかで野ネズミの捕獲などを行い、11月にはまたこの地を訪れて、土中に潜っている恙虫やその卵を粉雪の降る中で探します。12月にもまた出掛け、凍結した土中の恙虫の生存状態を調べました。ここで彼らは恙虫病の原因はリケッチアと推定します。その後何の進展もありませんでしたが、1927（昭和2）年の夏、千葉大学の緒方規雄（東大、大正5年卒）は家兎の睾丸に恙虫病患者の血清を接種して培養を試みました。接種して2週間、3週間と経過を観察しましたが、何も起こりませんでした。変化がなくてもまた、睾丸をすり潰して乳剤を作り、新しいウサギに注射する…これを続けたのです。5代目の兎は睾丸が固く腫れる睾丸炎の症状を呈します。この睾丸から組織を切除して、ギムザ染色し、顕微鏡検査を行ったところ、細胞の原形質内にリケッチアに似た微小体がびっしりとあることが観察できました。

そして、長与又郎、田宮猛雄（東大、大正4年卒）らは家兎の前眼房内（角膜の裏側）に移植、培養し新鮮な病源体を取り出すことに成功します。これを1930年5月20日の『実験医学雑誌』に「恙虫病病原体の新証明法」という論文にして発表します。恙虫病の学名をリケッチア・オリエンタールと命名しました。もちろん英文やドイツ語などの外国の医学雑誌にも投稿します。しかし、長与などが培養に使用したのは、緒方の培養に使用した病原体でした。緒方はあまりのショックに「一言の断りがほしかった」と述べるのが精一杯だったようですが、以後、緒方は機会があるごとに長与らに撤回を迫ります。自ら提供した千葉系北川株も使っての検出だけに、一言の断りもなく命名したことは、到底、納得がゆくものではなかったのです。さらに、新潟大学の川村麟也（東大、明治40年卒）、恙虫研究所の林直助（一高医、明治30年卒）も加わり、骨肉の争いになるのです。

(3) ワイル病、鼠咬《そこう》症の人体実験

スピロヘータは螺旋状をしたグラム陰性の細菌で、中でも最も有名なのは、１９０５（明治38）年のシャウディンとホフマンにより発見された梅毒（スピロヘータ・パリダム）の病原体です。福島伴次の『細菌への闘争』（１９４２年出版）に依ると、

「常に欧州医学の後塵を浴びて不遇な月日をかこち顔していた日本細菌学界には、ここに登場してくる２組の医学者群に依って病原体発見のテープを２度まで切り、日本の日章旗は歴史に輝いた。その二つとはワイル氏病の病原体発見と鼠咬症のそれである。

ワイル氏病とは日本名では日本黄疸出血性スピロヘータと言うのであるが、あまり長すぎて困ると言うので簡単なワイル氏病で通っている。年1万人近くの患者が出て、１００人中15～16人が死亡する重篤な疾病であるが、稲田龍吉は井戸泰《ゆたか》（九大、明治41年卒）と共に本症の血液をモルモットに接種すれば患者と同じ症状を起こして斃死することをみて、その肝臓乳剤中から一種のスピロ

ヘータを発見した。この微生物を暗視野装置（背景を暗くした顕微鏡）で見ると、一見白いボーフラのような形をして見事な運動をしている。鼠がこの微生物を保持していて、常に尿から排出し、水に落としてここで一応増殖し、傷のある皮膚から浸入して肝臓に集まり、黄疸を起こさせるものである。水に落ちて増加するという事実は、水に入れれば培養できるということに通ずることは誰でも気が付く筈である。だからこの培養には水を用い、肉汁やペプトン等の栄養物は与えないでよいのである。

しかし、この研究に於いて、このことを考えなかった初期の培養に於いては大きな誤りがあった。スピロヘータであるという名前の共通点に幻惑されて、発見者は野口の梅毒スピロヘータ用培地を用いたため、僅かに発育せしめ得たに過ぎなかったのであったが、これを最も培養の困難なスピロヘータとしたことである。そのため予防ワクチンも治療血清も大量に製作して実用に供するまでには至らなかった」

ワイル病のスピロヘータ培養に成功するまでには年月がかかり、治療血清を販売できるようになったのは、１９２１（大正10）年以降で、ワクチンを売り出したのは１９２４年になります。福島伴次の『細菌への闘争』（１９４２年出版）を再び引用します。

「日本人の第２の病原発見の日章旗を揚げたのは、鼠咬症の病原体発見である。日本細菌学の世界に於ける名声をあげさせたものは鼠に関係のあるものが多く、鼠にも少しは感謝せねばならなくなる。この病気はいわゆる人から人にうつらない伝染病である。故に永らく伝染病と考えられず鼠毒といって、鼠の咬傷によって来る毒であると考えられ、後に鼠が咬んで発症する病気、鼠咬症というようになった。

緒方、石原の二人の学者は鼠が咬んで病気になることに眼を付けて、溝鼠《どぶねずみ》や家鼠《いえねずみ》を捕らえて棒で叩いて怒らせ、ここにモルモットの脚を入れて故意に鼠に咬みつかせて、発病するかどうかを見ていた。しかし、どうも人間の鼠咬症のような結果にはならなかった。ところが、別な研究者で二木、高木の2学者は、サルバルサンが奏効するからには恐らくこの不明な病原体はスピロヘータであろうと想像し、熱心に研究の歩を進めていた。ところが、この病原体は患者の血液をみても、鼠の咬傷を受けて腫れている所を調べても、一向に病原らしいものはいないし、ワイル氏病のように患者の死亡することが希であるから、解剖することもできないし、実験動物には感染しないので、どうしてもサルバルサンを注射せずに、研究者の勝手な研究をさせてくれる患者が出て来ないと研究が進まない。

つまり、患者が実験動物になってくれるのである。同じ研究所に居られた長与又郎博士は、恙虫病の研究に山形県に行かれていたが、土地の医師長登某が鼠咬症に感染して苦しんでいるのを知り、東京に連れて来られて、僚友仁木謙三氏に紹介したのであった。この人は己が医師であったから、医学の研究に理解もあり、自ら進んで伝染病研究所に入院して、研究部の自由勝手な、しかし学術的な処置や検索を許してくれたという。

そこで研究者たちは雀躍《じゃくやく》して喜び、この人の血やリンパ液を採っては暗視野（背景を暗くする）で検査したり、墨汁と共に標本にしたり、初めからスピロヘータを目標に実験を進め、遂にその視野のうちに1個の千古未知の形態をする不思議な生物を発見したのであった。これが大正4年の春

3月である。何しろ患者のリンパ液を1滴硝子板に延ばして染色に便利なようにすると、マッチ箱の大きさ位に広がる。これを千倍に拡大して見るとミカン箱位になるであろう。そのうちに一定の家蝨《いえじらみ》を針の先で突きながら探すと思えば想像のつくような苦労である。五里霧中か千里霧の中である。しかし、見付かってみると、その姿まさに空駈ける戦闘機の如く、瞬時にして顕微鏡の視野から消え去るのである。故に発見者達の著書にも飛蚊状運動などと記載されているのである。

この病原体に依って、人間の鼠咬症に一致する病気が動物に起こし得るか、サルバルサンでこの病原菌は死ぬか、培養はできるか、今までの誰もが見つけていなかったか、発見決定までには、実に波瀾万丈を重ねたのであった。しかし努力は報いられ、昭和4年、帝国学士院より受賞の光栄に浴することになり、数ならぬ筆者もこの授賞式の示説係に任命され、参観者に生きた病原体を示す事を得たのは無上の光栄であった」

1915（大正4）年、『東京医事新誌』の原著および実験に「ワイル病病原体一新種スピロヘータ発見概括報告」で稲田龍吉、井戸泰は、「モルモットにワイル病の患者の血液を注射して、陽性の成績を得るには血液採取の時期大いに関係あり、吾等が試みたる14例中の患者のうち10例なり。他の1例は記載を欠き3例は陰性なり。陰性なる例中2例は疾患起始後（ワイル病発病時）第18日目および第19日目血液を注射したもので、1例は発患7日目の血液を注射しても患者の黄疸極めて軽微にして陰性なり。陽性である10例では、発患（ワイル病発症）後第4日目の者3例、第5日目の者2例、第6日目の者が3例、第7日目の者1例、第9日目の者1例なり」と報告しています。

この研究論文は、ワイル病の発症後の血液をまず人に感染させ、感染後何日までの血液がモルモットに感染能力があるかを検討しています。筆者はここでもまた、詳細なデータを得ることを目的に人体実験が行われたと考えています。つまり、ワイル病発症後、短期間の人の血液は他の人に感染させることができる、反対に長期間（18日目以上）たった人の血液は人に感染しないことが人体実験により明らかにされたのです。

井戸泰は旧制岡山第六高等学校（医学部予科）卒で偶然小泉親彦と同期です。稲田と井戸は1916（大正5）年学士院恩賜賞を授与されています。ノーベル賞候補にもなったとのことです。1920（大正9）年、稲田龍吉はワイル病の研究で東京帝大教授に就任しています。

一方、二木謙三、高木逸磨、谷口腆二《てんじ》、大角眞八は1915（大正4）年の『東京医学会誌』に「鼠咬症の研究」について報告しています。引用します。

「余等は最近4例の鼠咬症の患者を実験せり。患者は何れも鼠咬症を受けてより、10日、27日、16日及び14日等の潜伏期を以て発病し、3乃至7日の稽留熱《けいりゅうねつ》と2乃至3日の無熱期を以て反復する所の熱発作及び咬傷と、同側の肢痛並に同側の淋巴腺腫脹及び当該肢に於ける発疹等の主要症状を有し、共に固有の鼠咬症たり。右4例中2例に於いて、病原的精査を遂げ、第1例に於いては、本年8月9日、皮膚結節剔出《てきしゅつ》により其組織液に於いて暗視野法により、運動を有するスピロヘータを発見し、其患者の血液及び皮膚切片を、猿、モルモット、白鼠《しろねずみ》等に接種して発病せしめ、モルモットでは尚世代を重ねて接種を持続する（3代継代）ことを得たり」

福島伴次の『細菌への闘争』では鼠咬症の発見に協力した医師がいたと記されていますが、二木、高木の4症例の中には医者を職業としているものはいませんでした。1941（昭和16）年出版の『細菌の科学』には鼠咬症の話に言及していますが、長与又郎の話は掲載されていませんでした。1942年の長与又郎の死後（1941年8月15日）に出版された『細菌への闘争』に初めて言及された記述で、この話は長与又郎の生前には隠さなければならないことだったのでしょう。原著論文を見ても限りなく人体実験を疑いましたが、人体実験であるという確証には至りませんでした。原著論文の謝辞には「終わりに臨み所長青山胤通、林春雄、長与又郎、宮川米次ら諸賢に感謝の意を表す」と記載されていました。伝染病研究所内部では「一連の研究に夜、灯消える研究室は殆どなかった」と記されています。

2、林春雄

1916（大正5）年3月末、勅令47号が公布され、伝染病研究所は東大の所属になり、総長に直属するものとなりました。第3代所長には1917（大正6）年4月1日付けで林春雄が任命されます。林は薬学部教授で42歳でした。

このように、議会や医学界で伝染病研究所のあり方が絶えず問題となり、他方ではインフルエンザが世界中に流行しました。日本では1918（大正7）年8月から1921（大正10）年10月まで3回の大流行があり、2380万5000人が罹患し、38万9000人が死亡しました。この様な状況のなかで、伝染病研究所の所長が交代しました。

3、長与又郎

1919（大正8）年4月、林所長が辞意を表明し、長与又郎が選挙で選ばれて、6月4日、第4代の所長になりました。この時長与は41歳、以降1934（昭和9）年2月1日まで、15年近く所長を務めることになりました。長与は、「伝染病研究所の使命はどこまでも研究が主でなければならない。1にも学問、2にも学問、3にも学問という風に願いたい」と強調しました。所員の研究には自由がありました。

長与所長による組織改革は、次のようなものでした（図表1）。

伝染病研究所に、1914（大正3）年以来続いた北里研究所との確執に終止符がうたれました。それは長与家と北里の関係からです。北里は、長与又郎の父専斎にも森村市左衛門（森村財閥）にも恩顧を受けていました。長与又郎の妻玉子は、森村市左衛門の姪であり、結婚の時には北里が披露宴の媒酌人になりました。これで北里研究所と伝染病研究所の関係は改善します。

1923（大正12）年9月1日、関東大震災で伝染病研究所は建物が倒壊し、大きな被害を受けます。長与又郎は伝染病研究所で頭に負傷し、もらい火で自宅を失います。震災の爪痕は深く、新たに建物設備が整備されるのは、1934（昭和9）年になります。アメリカのロックフェラー財団は、医学教育機関あるいは、衛生行政に関わる建設を援助する意向を日本政府に伝えてきました。内務省は長与又郎を所長として公衆衛生職員訓練所を設置したい、という内意を回答しましたが、交渉はこれ以上の進展がなく中断しました。

１９２７（昭和２）年９月、勅令第２８９号によって、官制が改められます。これは、長与又郎が所長として長年努力して得た重要な成果です。それまで、伝染病研究所所長は東大医科大学教授の中から文部大臣が任命することになっていましたが、官制改正により、伝染病研究所所長は東大医科大学教授という制限が外されます。

その結果、東大付置研究所（伝染病研究所）所員は、学生に講義をしないで、研究に専念してよいという画期的な制度になります。

伝染病研究所でも、１９２７（昭和２）年から所員（教授、助教授）が置かれます。所員である助教授は教授を「助ける」のではなく、所長に直結していましたから、学部の助教授よりは独立性がありました。そして、この官制改正によって、これまで東大の助教授を兼任していた宮川米次、河本禎助が教授に昇格、技師の高木逸磨、田宮猛雄、佐藤秀三が教授に、同じく技師の小島三郎が助教授になりました。

ただし、伝染病研究所の教授、助教授は制度上、総長選挙権などがなく、学部の教授、助教授と同一資格というわけにはいきませんでした。

所員制度は、単に肩書や待遇だけの問題にとどまらず、１９４５年度の終わりまで、東大付置研究所（伝染病研究所）を特徴づけます。伝染病研究所の技師になるには、高い学歴が必要でした。

１９３０（昭和５）年９月26日に長与又郎が精神症状を伴う重症「うつ病」を発症しました。この部分の『長与又郎日記』を意訳すると、彼は恙虫病と発疹チフスとの標本を比較検討していた時

図表1　長与所長による組織改革（大正11年7月）

研究部等	主任（院長；監督）	研究内容
第1細菌血清学部	技師 石原喜久太郎	肺炎，インフルエンザ，百日咳，ペスト
第2細菌血清学部	嘱託 西澤行蔵	ジフテリア，脳脊髄膜炎
第3細菌血清学部	技師 田宮猛雄	腸チフス，パラチフス，コレラ，赤痢
第4細菌血清学部	技師 高木逸磨	破傷風，ハブ蛇毒，ワイル氏病
第5細菌血清学部	技師 二木謙三	連鎖状球菌
第6細菌血清学部	技師 佐藤秀三	結核，梅毒
第7細菌血清学部	技師 今村荒男	狂犬病，淋菌
痘瘡及痘苗製造部	技師 城井尚義	
第1病理学部	技師 長与又郎	病理解剖学及実験病理学　小動物室監督
第2病理学部	技師 長与又郎	寄生虫，原虫，癌，標本室及写真室の監督
動物学部	技師 山田信一郎	伝染病媒介動物の研究，昆虫其他医学に関係ある動物学及其撲滅法
第1化学部	技師 河本禎助（兼）	医化学（化学療法）
第2化学部	技師 河本禎助	細菌化学，免疫化学，抗毒素
大動物免疫及採血作業部	技師 城井尚義（兼）	
ワクチン製造及包装部	嘱託 西澤行蔵（兼） （副）技師 高木逸磨（兼）	ワクチン製造，ワクチン及血清類包装培養基製造，第一氷室監督
附属医院	（院長）技師 宮川米次	伝染病，内科，小児科及外科（当分の間は一般内科と伝染病のみ）
検査部	嘱託 小島三郎	細菌，組織，血清，消毒剤等の検査
事務部	嘱託 村上俊江	
図書及編纂出版部	（監督）技師 宮川米次（兼）	

●常設委員会　血清検定委員会
講習委員会
細菌学的予防治療剤審査委員会
看護婦講習及取締委員会
衛生防疫委員会

●臨時委員会　イソフルエンザ
国際血清検定問題
煮沸免疫元問題

に、突然心臓発作を起こします。そのため伝染病研究所病院に入院となります。その後も彼の症状は良くならず、心臓発作は続き、不眠、食欲不振、抑うつ気分も持続し、長年書き続けていた日記の文字も判読できないほどになり、代筆が多くなりました。

1930（昭和5）年11月22日に、今度は東大、島薗《しまぞの》内科に入院します。島薗順次郎（東大、明治38年卒）は、ビタミンB_1の研究で知られています。相変わらず食欲も出ず、不眠が続き、初めて病院で年を越す結果になっています。

翌1931（昭和6）年1月6日午後11時より所長室において新年式挙行、宮川米次所長代理より年頭の訓辞があった。簡素なる冷酒の宴が催されます。長与の病気療養中は伝染病研究所の所長代理は宮川米次でした。

1931年1月26日には東大の島薗内科を退院し、自宅往診にきり変わりましたが、相変わらず日記は自分で書けない状態でした。その日記の一部を紹介します。

「昭和6年2月24日（代筆）、快晴。ようやく春めいてきた。午後田宮氏、宮川氏相次いで来る。気分よく急を要する伝染病研究所計画につき、部屋割りその他のことについて協議をした。多少疲れたため、夕食時に頭痛がおこり、気分の悪いことが数刻続いたが、夜になって回復した」

「昭和6年2月25日（妻玉子代筆）

昨夜は、主として伝染病研究所計画問題のため興奮して不眠になり、そのため気分がすぐれない。今後はかかる問題には、一切触れないように島薗氏から宮川氏に勧告を頼んだ。なお島薗氏を通して、大学営繕課の内田祥三教授（東大建、明治37年卒）に設計図の部屋割りは不変なることを（宮川氏に）通告するように依頼した。部屋割りの不満は主として宮川氏個人の問題と理解した」

内田祥三は東大の安田講堂、伝染病研究所、公衆衛生院などの設計で有名で、1937（昭和12）年からは東大総長も歴任している。この日記から、長与又郎が宮川米治を毛嫌いしていたのが伺えます。

「昭和6年4月6日（代筆）

今日は、53歳の誕生日なり。不思議にも昨夜来、よく眠れる。気分もよく、祝い餅も食べ、赤飯と煮しめなどを食べた。罹病以来初めて美味しく食べた。（略）記憶をたどればいつ頃から、苦悩を重ねたことか。（略）脳に悩みある時には失神、幻覚のあらわれたこともあった。脳の症状著しく悪い時は食欲なく、意思のままに放置しておけば、私は餓死していただろう。（略）この間、日夜死の神と対面する機会が何回もあった。しかし一度も死を恐れたことはなかった。（略）」

その後も症状は改善しませんでしたが、1931年6月に入った頃から、症状はとれはじめ、6月中旬にはリハビリを始めるようになります。長与又郎の苦悩の時でした。

1931（昭和6）年11月27日にこの間世話になった医師13名を招いて自宅で全快祝いをしています。

長与又郎は、若い時から胃弱で長らく胃の病気で悩みました。今でいうピロリ菌の保菌者と考えられます。その後、1932年3月5日午後、長与の全快祝賀会が伝染病研究所内の講堂で行われましたが、3月12日には出血性胃潰瘍が再発し、下血。4月9日島薗内科に入院して胃潰瘍と診断され、その後5月4日に手術を行い、7月25日には退院となります。7月28日に帝国ホテルで全快祝いを行っています。

１９３３（昭和８）年４月25日より医学部長を任じられているので、長与又郎は４月24日に伝染病研究所の所長を辞任すると言い出しました。しかし、伝染病研究所の総意で１９３４年２月まで伝染病研究所所長との兼務となりました。

長与又郎は所長を降りたいと言いましたが、宮川は立ち上がって「私の従来の抱負である大学と伝染病研究所とが一丸となって、大いに双方の能力発揮をはかるためには部長と所長を兼ねることが得策とし、伝染病研究所の方は労苦をかけないようにしますので、当分の間は少なくとも所長として留任を希望する」と述べました。

また、佐藤秀三は「第１に是非新建築第１代の所長として止まることを、そして、第２に世間の風評を考えると所長転任に関して「デマ」が飛んでいます。所内動揺しないように対外関係も落ち着くまでということで、伝染病研究所に止まる方安全なり」云々と述べました。

この頃（１９３３年）までに伝染病研究所は、本館（３分の２）、厩舎、倉庫などができあがっていました。

長与又郎は伝染病研究所所長を１９３４（昭和９）年２月に辞任し、その後、東大総長を１９３４年12月～１９３８（昭和13）年11月８日まで務め、総長退任後１９３８年11月に癌研究所所長に復し、１９３９年10月、結核研究所所長に就任しています。

１９３７（昭和12）年には、日本学術振興会によって結核予防のための委員会がつくられるとその委員長になり、早期診断やＢＣＧの予防効果の研究を推進しました。これが『結核予防接種に関する報告書』に繋がります。

4、宮川米次（その1）

第5代伝染病研究所所長の宮川米次は、長与又郎が病気で療養中の約4年間、伝染病研究所を掌握しました。

宮川米次が正式に伝染病研究所の所長に就任したのは、1934（昭和9）年2月1日です。この時彼は49歳でした。宮川米次は、長与又郎と違い、朝は毎朝未明に起床し、冷水摩擦をして1日を迎えるというエネルギッシュな男でした。

一方、小泉親彦は、同年3月5日、宮川米次とほぼ同時期に陸軍軍医総監、陸軍省医務局長に就任しました（50歳）。ちなみに陸軍軍医総監とは軍医の最高位です。小泉親彦は岡山第六高等学校（医学部予科）の頃から宮川と寮生活を共にし、東大に進学し、共にエリートの道を歩み、一生の友として付き合ってきました。宮川米次はこの時をもって名実ともに、軍の力を背景にして医学会に君臨することになります。また、のちの宰相近衛文麿の主治医でもあって、「時の人」でもありました。

伝染病研究所の助手福島伴次は、宮川米次は庶民的ではあったが官僚大学の優等生であったので、「実る稲穂は頭を垂れる」などという諺は全く知らなかったとみえ、目上の人にあっても顎を引くくせがあったので、だいぶ損をしたようだ、と書いています。

さて、伝染病研究所は人体実験による詳細なデータを背景に、欧米に肩を並べる比類なき研究を進めます。その事を理解するために、『実験医学雑誌』雑報を引用します。

1934（昭和9）年2月15日「所長就任の挨拶と所員に対する希望」宮川米次

1、今回長与先生がご都合によりまして、伝染病研究所所長を御辞任になりまして、私が其の後任として、所長の重職を汚す事になりました。折角御推薦を添うし敢えて其の職に就きましたる以上は、「誠意と努力」を持ちまして、其の職責を果たして行きたいと覚悟して居ります。所員諸君も誠意と努力とを以て、各々其の職分をお果たし願いたい。要領よく、体裁を繕うてごまかす事は大の禁物であります。即ち吾々は、日常の作業を為すのに人格的であらねばなりませぬ。並びに於いて人格養成が誠に大切なことになります。吾等の持つべき人格は申すまでもなく日本魂であらねばなりませぬ。言い換えますと、武士道の権化であります日本刀を常に腰に差して居る積もりで行きたいのであります。

2、伝染病研究所の使命

吾が研究所の使命は何かと、翻って考えて見たい。伝染病に関する一般の研究検索は申すに及ばず今日に於いては、実際医学全般に亘る研究検索によって其の内奥を極めることが吾等の使命の第一義であります。即ち医学研究が吾等の生命であります。そして吾々の研究は真に活きた学問でなければなりませぬ。研究室内に於いて知り得た結果は、之を直ちに実際社会に応用して疾病の予防撲滅に応用せられなくてはなりませぬ。象牙の塔に立て籠もり、日清戦争をも知らずに過ごすような学者、世間と没交渉の先生は本所には適当せぬのであります。

3、所員諸君相互間は、互譲、協調の精神を持していきたい

吾々450名の所員は正に一大家族でありまして、喜怒哀楽を文字通りに共にしたいのであります。今日迄はお互いにバラックの住まいでありましたから、廊下に物を置きましても目立たなかったのでありますが、今後はそれが出来なくなりました。今後は物を整頓することが一個重要なる事項となってきました。之が充分に行かないと、其所からいろいろな事柄が出て参ります。例えば出火の如きも、多少の原因はこういう点にあることもありますから、注意に注意を願いたい。又同じような原因から、汚水の排出管を閉鎖することが珍しくありませぬ。女工手諸君は深い御注意を願いたい。

4、吾等の伝染病研究所

伝染病研究所に対する愛の発露がありますれば、伝染病研究所の一物一事を使用しますのにも、其所に深い注意が払われます。「ガーゼ」の一片を使うのにも、酒精の一滴を使うのにも満身の注意が注がれます。決して物を粗末に致さなくなります。

5、吾等の作った規律を守りたい

規律、官吏、官庁としての規則は色々ありますが、ここでは其の一、二だけを申してみたい。第一は出勤の時間であります。一部の諸君には今日まで、大体申し分なく規律通りに行われて居るように思いますが、さて技手、技師、所員諸君にお願い致したい。大体朝は九時か九時半にはご出勤を願い、そして退庁も、四時を正規の時間とし御都合によって遅れてもそれより一、二時間後には御退庁を願いたい。朝遅く十一時頃に御出勤になり、それだけ夜分遅く居られる

ということは、やめたいと思います。

6、伝染病研究所の内部を縦に連絡すると共に、又横にも連絡したい

横の連絡が弱すぎて、隣同志が他人がましくなることは、伝染病研究所のために誠に良くないことであります。若しそれが盛んになれば、茲《ここ》に競争心をそそります。伝染病研究所の各部相互は全く兄弟、姉妹の関係でありまして必要に応じて有無相通ずべきことは、申すまでもありませぬ。比較的大きな研究題目を捉えて、之を各部で分担し、其の結果を二週に一回位の割合で所長列席の上で互いに討議して、研究を進めて行きたい。今日迄行われて居ります特選研究が即ちそれでありますが、今後は尚一層それを大きくしまして、研究によって横の連絡をし、頻繁に互いに討議を行い、意見の交換を為して以て全所を打って、完全なる融合の一団としたいと思います。

この引用文は、宮川米次の伝染病研究所所長就任の挨拶ですが、所員に向けて所信表明をしています。その中に、「特選研究」という言葉が出てきます。特選研究の内容についてはここでは明らかにされていません。

5、消えた雑報

『実験医学雑誌』とは、1918（大正7）年6月に初版が発行され、1922（大正11）年に月

刊誌になったものです。筆者は、これまでは小高健の『伝染病研究所』を参考資料として、必要な時には、『実験医学雑誌』の雑報を参考にしてきました。

『実験医学雑誌』雑報は、1934（昭和9）年までのものは、北大医学部の図書館に行けば、すぐ手に入りました。ところが、1935年以降のものは手に入りませんでした。『実験医学雑誌』は、北大医学部にありましたので、2007（平成19）年夏、北大医学部図書館に『実験医学雑誌』の雑報のコピーを取りに行きましたが、1935（昭和10）年以降の雑報は消えていました。2007年夏の出来事です。

北大医学部図書館へ行って、1935年以降のものを全巻調べましたが、雑報があるだろうと思われる部分は、1935年から突然「欠ニアラズ」と鉛筆で記載され、すべて欠落していました。欠落部分について、図書館の司書に聞いたところ、雑誌が一部欠落しているのは、雑誌が図書館に送られた時、すでに欠落していたからだとの返事でした。人為的に抜き取られた痕跡のあるものも存在しました。

『実験医学雑誌』は、最近では誰も目を通したことのないような保存状態でした。欠落部分と思われる箇所（雑報）を確認しメモを取りましたが、手は洗剤で洗ってもとれないほど真っ黒に汚れました。

この大量のメモをもとに、札幌医大の図書館に文献依頼の手続きを取りました。その結果、時間はかかりましたが、運よくその一部が手に入りました。

このことを小高健に相談したところ、「自分の持っているものをあげよう」と言われました。

ところが待てど暮らせど、文献は送られてきませんでした。このことがあってから、小高健との連絡メールは途絶えました。

２００８（平成20）年12月、昔私と一緒に肝炎問題を取り組んでくれた東京在住の看護師と一緒に国立国会図書館に行きました。マイクロフィルム化されていたものを閲覧しましたが、「原資料劣化のため、不明箇所あり」と断って雑報部分は消えていました。

その後、国立国会図書館の司書に確認しましたが、１９３５（昭和10）年から『実験医学雑誌』の編集方針が変わり、雑報はなくなったのだと言うのです。マイクロフィルム化する前の原本でも同じであると言われました。いい加減な司書の回答に腹が立ちましたが、どうすることもできませんでした。

その足で東大医学部図書館に行きましたが、東大医学部図書館の『実験医学雑誌』は、１９３５年（昭和10年）からの雑報の部分のみが白紙になって消えていました。

２００８年末までかけて、全国の医系大学図書館から必死に、雑報の消えた部分を集めました。雑報部分が一番残っている大学の図書館は、何処なのかを札幌医大の図書館を通して調べてもらいました。

長崎大学付属図書館医学分館に残っているとの答えが返ってきました。

２００９年春、必死の思いで長崎大学付属図書館に電話したところ、１９３５（昭和10）年から１９４４（昭和19）年の雑報はすべてあるとのことでした。札幌医大図書館を通じてすべて送ってもらうことにしました。

なぜ、『実験医学雑誌』の雑報部分は消えたのか容易に想像できます。それは国家機密が一杯詰まっていたからだと推定しました。

今後は「消えた雑報情報」を引用しながら話を進めていきます。

6、宮川米次（その2 消えた雑報より）

消えた雑報は第4性病の人体実験の活動写真上映から始まります。

1935（昭和10）年7月、「所懐」。

この年宮川米次は、我が国の将来に関わる重大発言をしていました。「実戦（戦争）には、正攻法と奇襲法がある。一軍を率いる者の最も苦心する所は、正攻をなすこともさることながら、奇襲をいかに上手にやるかにあります。それには頭脳の勝れた幕僚が必要であります。吾ら科学戦に携わっている者にも、完全に当てはめることができます」

宮川米次は、満州で細菌戦を展開することを決めたのです。

1936（昭和11年）年7月、「第80回講習修了式に際し講習生並びに全職員に告ぐ」宮川米次の挨拶。

「講習生諸君
60有余名の講習生諸君よ、諸君は実に多くの志望者中より厳選せられまして、この講習に加わられた方のみでありますから、流石に極めて熱心に愉快に、3か月間を過ごされたことを拝見しまして誠に喜びに耐えませぬ。必ずや各自相当の収穫を納められたこと、信じますと同時に、吾等が伝染病研究所精神も可なり御会得下されたことと思います。

伝染病研究所所員諸君

吾々が此の新庁舎に移りまして正に満2年の歳月を経ました。

本所の事業は年と共に発展し、学部の数も次第に多くなりまして、最近は19学部に分かれるようになったのでありますが、一昨年幸いに新庁舎の大半が完成を告げまして、各部の者が文字通り一家に住まうことになりました。私は新庁舎に移転と同時に組織の変更を致そうと思ったのでありましたが、余りに急激の変化も好ましくないと考え、吾々が多少現在の「アパートメント」生活に慣れた後に、言い換えると、環境に一定程度順応し得た時期に、改組を断行するが良いと思いまして、其の期の来るのを待って居たのであります。其の要点を申しますと、第1研究部より第8研究部及び診療部の9研究部を設けまして、従来の学部のそれよりは遙かに大きなものに致しまして、19学部を半減したのであります。各研究部診療部には部長を置き教授級の人をそれに当てることに致しまして、其の下に従来ありました主任を配したのであります。この外、特殊研究を行う為に特別研究室を設け、之は所長に直属することに致しました。この特別研究室は現在4個あります。

伝染病研究所の使命とは何ぞや

病原の検索、治療予防法の研究、諸種の検査、製造及び講習に5大別することが出来ます。

大研究は大研究機関より

自然科学に於いては到底一人の力だけでは、大研究は出来なくなりました。それは人的、物的に強い力が必要である。言い換えると大きな力がなければ、大きな結果が生まれぬということであります。吾が伝染病研究所は、一年一年と其の力が加わって居ります。本所の予算も年と共に増加し、今や正に其の昔の約4倍に達せんとして居ります。所員の総数も５００人に及ばんとする有様で、誠に文字通りの一大研究機関となったのであります。今日の状況よりしますれば、１００万円の予算を要することも、決して遠いことではありますまい。

昭和10年発表しました、頭脳優れた幕僚とは特別研究室の４人です。１、昆虫学研究室・山田信一郎、２、疫学研究室・野辺地敬三、３、食品研究室・遠山祐三（東大農芸、明治45年卒）、４、精製痘苗研究室・矢追秀武です。

従来分裂しやすかった各学部をまとめて、大団結をするために、さらに大なる研究部を作りました」

「雑報１９３７年５月」

図表２　伝染病研究所職制表

本所職制改正

此度本所デハ職制ヲ次ノ如クニ改正シ７月ヨリ實施スルコト、ナツタ。

名　　称	部　　長	主任	擔任業務
第一研究部	田　宮	田　宮 羽　里	各主任ノ業務擔任ハ現在ノ通りトス
第二研究部	西　澤	西　澤 細　谷	
第三研究部	城　井	城　井	
第四研究部	小　島	小　島	
第五研究部	三田村	三田村 宮　川	
第六研究部	所長管掌	内　野	
第七研究部	佐　藤	佐　藤 矢　追	
第八研究部	高　木	高　木	
附屬医院	院長宮川	宮　川	
特別研究室			
昆虫学研究室	所長直屬	山　田	
疫学研究室		野邊地	
食品防疫研究室		遠　山	
精製痘苗研究室		矢　追	
事　務　部	檜　山	檜　山	

には、カラアザール病研究団の記事が掲載されていました。

「先般外務省文化部の一員として、伝染病研究所を主体とし北支、特に山東省における、カラアザール病の流行状態、予防法ならびに治療法に関する研究を目的とする、カラアザール病研究団が組織されました。

佐藤秀三を団長として、そのほかに山田信一郎技師、石井信太郎と井田清、森下哲夫（東大、昭和10年卒）、細井春夫（千葉大、昭和8年卒）の3博士が参加しました。

上海自然科学院、青島および濟南《さいなん》「同仁会」医院医局員と協同して、5月上旬より11月上旬に至るまで同地方において研究、試験を実施する予定でした」

山田信一郎（特別研究室）は、5月5日東京駅から出発しましたが、5月20日山東省濟南で急死。享年55歳でした。原因はカラアザール病による肺炎でした。

カラアザール病は、リーシュマニアと呼ばれる原虫で引き起こされる病気のことを言います。リーシュマニアはサシチョウバエの体内に潜んでおり、メスのサシチョウバエに刺されることで人に感染します。カラアザール病調査中の出来事でした。山田信一郎の死後、誰が彼の特別研究室（昆虫学研究所）を継いだのかは、筆者の収集した資料では不明でした。

「山田信一郎君の英霊を弔う」という宮川米次の追悼文では、「山田君は明治42年東京帝国大学理学科選科に入り、その終了後大正4年から吾伝染病研究所に来られた。爾来20有余年間孜々《しし》として研究に没頭されたのです。熱心な研究者であったと同時に、反面熱烈な皇室中心主義者でもあった。学業の余暇には常に諸所より招かれて思想問題に関する講演もしていた。一度口を開いて国を語ると、必ず忠君愛国に触れずにはおかなかった程、思想的には希に見る堅固な士であり、又高い見識の所有者でもあった。彼の研究業績の第一は人体疾患の媒介者としての蚊の研究は別として、本邦における蚊属に関する限り、恐らく彼の研究は完璧であったと思う。彼も前半生はこの研究に没頭していたと言っても良いと思う。第二の研究業績は蝨《しらみ》に関するものです。第3の研究は蚤《のみ》に関するものであり、特に鼠蚤についてである。

由来彼はこのように各種の昆虫の研究を為すにあたって、常に動物学的研究に止まらず、必ず人類との関係を念頭に置いておられたことは、彼が吾伝染病研究所に於いて極めて重要な役割を演じていた所以です」と述べています。

(1) 1937年6月1日、伝染病研究所記念日式辞

宮川米次は、6月1日を伝染病研究所の記念日としました。

「本年（昭和12年）6月1日を記念日と定め年中行事として式典を挙げ、所員一同が一堂に会して過去現在に対する認識を新たにし、吾等の使命を完全に達成し、世の期待に添いたいと願う。私が6月1日を記念日として選んだ理由を、述べて参考にして欲しいと思う。官立伝染病研究所が創立されたのは、明治32年6月3日です。国立伝染病研究所の創立の当時に於いては医学の研究がその業務の主体であったのですが、明治38年3月28日官制が改正され、免疫血清、痘苗製造の作業を開始し、官立血清薬院及び痘苗製造所は廃止され、伝染病研究所の業務は、略々現在のようになった。同時に芝公園内の研究所は狭苦しくなったので、明治38年6月に、現在の地に新築着工し、翌明治

39年6月に竣工を告げた。

大正12年9月1日の関東大震災にあたって、幸い火災は免れましたが、大破して殆ど使用に耐えられなくなったので、急造バラックにて作業を為すしかなくなったことは御承知の通りです。斯《か》くあること約12年間、昭和9年6月に到って現在の新庁舎竣工を見、移転することができた。現在の庁舎は昭和6年6月に起工され、昭和9年4月に主要部分の竣工を見、5月より「バラック」生活を捨て、約1ヶ月を要して移転を完了した。このように6月という月は伝染病研究所の過去及び現在に於いて、極めて因縁ある月であることから、私はこの月の第一日を記念日として選んだ次第である」

この記念日にBCGの予防接種について、次のように述べています。

「私達が本病院に於いて精細なる検討を数年間に亘って遂行致しました所によりますと、「ツベルクリン」反応の完全に陰性なるものには、一定量の菌を皮下接種しても何等の反応を局所に起こしません。硬結膿瘍の形成の如きは決して起こりません。これに反して「ツベルクリン」反応陽性者に使用すると発赤硬結を起こし、化膿致しますが、この膿瘍も1か年位の内には、治癒して殆ど何等の実害を残しません。丁度種痘による天然痘の予防と、同一意義を有して居るものであります」

＊BCGの開発が終了していたことが解ります。

午前11時から、長与東大総長他多数の当所関係者を招待し、講堂において第1回記念式を行いました。まず君が代斉唱の後、所長の式辞があり、続いて食堂において簡単な立食の宴が催されました。かねてから所内より募集当選した所歌（伝染病研究所の歌）を合唱し、席上長与東大総長が祝辞を述べ、二木謙三の発声で、万歳を三唱して散会しています。

＊1937（昭和12）年7月7日、日中戦争（日中事変）が始まりました。この時の内閣総理大臣は近衛文麿でした。彼は戦前3回内閣総理大臣になっています。1回目は1937年6月4日～1939年1月4日、2回目は1940年7月22日～1941年7月18日、3回目は1941年7月18日～10月18日までです。

(2) 北支防疫団の使命について（1937年11月）

「孫文によって樹立された国民政府は、蒋介石が継承するに及んで英米仏蘇に依存し、排日抗日侮日を国是として、国民教育の根幹とし、事あるごとに日本国民に迫害を与えやまないことが、20有余年に及んだ。犬は3日養われれば終生その恩を忘れない。しかし、国民政府の樹立者孫文、蒋介石は、共に彼らの清国政府に反旗を翻した当時は、惨憺たる打撃を被り、命からがら吾日本に亡命し、有志の庇護を受け再挙を計った。特に蒋介石は日本の士官学校に於いて、軍学の教養すら受けた。それなのに、彼らが一朝その地位に就き安定の域に達するやいなや、恩人に刃向かうに至っては、忘恩も甚だしく人道にもとる行為であり、許すことは出来ない。この非道を正当化する英仏蘇がある。誠に言語道断と言わねばならない。

彼らの人道主義は白人にのみ通用するものであって、異人種には適用しないものであることは、インド人に対する英人、「アメリカインデアン」に対する米人の態度で明らかである。しかも自己の野心を神聖化し、之を発表する時には常に宗教的道義的言辞を以てし、なお目的を達し得なかったならば、莫大な金銀をばらまき冷静な判断を麻痺させる。なお口では正義人道を唱え、そして独立と自由とを宣伝しつつ、世界の大半を植民地として、利益を独り占めしようとしている。しかも厖大な地域の門戸を閉鎖して、黄色人種の如きを絶対に入れようとしない。機会均等生存の平等が何処にあるのか。吾日本国民は、誤った国民政府を懲らしめるために、鉾を取って立ち上がったのであるが、支那4億の民衆には何の怨恨はない。常に血は水よりも濃しと考えて、手を差し伸べて提携しようとしているのである」

⑶ 1938（昭和13）年元旦式辞

「昭和13年にあたり現在は、まさに非常時であります。わが伝染病研究所においては、全所員一丸となって伝染病研究所の使命を完全に遂行することが、この非常時を乗り切る唯一の方法でありま す。和あってすべてのことをなすことが、出来るのであります。伝染病研究所の記念日は、年中行事になります。

一寸変に聞こえますが、茲《ここ》に3個の重大なる事柄があるのであります。其の1は血清の製造であります。特にガス壊疽、破傷風血清は、事変前より本所から製造販売していたのでありまして、相当多量の製品も所有していたのでありますが、極めて多額の要求がありまして、破傷風その他血清製造と共に、大車輪の活動を為し、この相当広い伝染病研究所内は、寸地も残さない程に厩舎を建てた事でも御解りの事と存じます。次は所員の出征であります。石井信太郎君を始め、今日迄に約30名の出征者を出しております。其の3は、北支衛生開発の事業であります。昨年暮れ、私は佐藤、小島両君と共に外務省の依嘱を受け、陸軍と協力して、北支の衛生開発を如何にすべきかに就いて、意見を求められましたので、現地に参りました。幸いに陸軍満鉄等の責任者と協議して、1個の結論を得まして、当局に進達しておきました。其の結果新春匆々《そうそう》から、先ず佐藤君を団長として、伝染病研究所から相当数の諸君の出張を願いまして、北支の衛生開発の実際に当たって頂きたいと思っております。

北支に於いても治安維持が出来、住民に食を与えることが出来るようになった後に、住民の健康を考えなければならないのは当然であり、我が国政府に於いてこの点に着意せられて事業を開始される事は、誠に吾が意を得た事と申さねばなりません。北支の衛生開発の事業は、極めて難しい事柄でありますから、獨り伝染病研究所人の力によってのみでは、決して完《まっと》うすることは出来ないことは、火を見るより明らかでありますが、先ず伝染病研究所人によって、何がしかの仕事を始めることが出来るようになった場合は、其の事業にも恒久性が現れ、待遇給与等にも見通しが付くようになるでしょう」

(4) 厚生省の開設（1月30日）、公衆衛生院の開所（3月29日）

「多年望んでいた保健衛生の中枢機関たる厚生省も、漸く本年開設される事になりました。兎角衛生行政の統制が乱れがちでありましたものが、茲に渾然一機構の許に統制されるようになった事は、北支に於ける衛生開発と相まって誠に慶賀に耐えません。之と同時に多くの苦心が払われました。公衆衛生院も、本所と文字通りの姉妹関係に於いて、近く開所される事になりました。感慨無量であります。

本所（伝染病研究所）と完全に姉妹関係になるか否かは、今後携わる人によるのであります。私は伝染病研究所の使命上徹底的に強調し一心同体の意気を持って、日本の衛生開発に向かって努力したいと祈願しているものであります」

宮川米次は、小泉が厚生大臣になった経緯を座談会「小泉親彦を語る」で次のように語っています。

「厚生省をつくったのは、当時首相であった近衛文麿であるが、その機運をつくったのは小泉と私であります。昭和12年夏、いよいよ日中戦争（7月7日）がひどくなったある夜、一緒に酒を飲んだ時、小泉君がどうしても健民主義（健康な神民をつくる）で行かなければならない時（その頃厚生省はなかった）なので、近衛文麿（総理）を動かさなければならないので、一寸骨を折ってくれるように頼まれた」

「その結果、昭和12年8月6日保健省の予算が通り、紆余曲折はあったが、厚生省の大臣は、医学畑の人から出ないと伴食大臣（役に立たない大臣）になってしまうと話したら、私に厚生大臣になれと言われたが、私は同仁会のことでお国に尽くしているからと固辞した。

小泉君を厚生大臣にしてくれないかと頼んだが、軍の現職にいるものを引っ張ると、軍から何を言われるか解らない、ということで中止になった。この時、小泉とはどんな人かと近衛公に聞かれた。

第3次内閣の時にも、近衛公から同じような話があり、また私にやれと言われた。この時も同じように、私は同仁会のことで手が回らないと話した。小泉君を医学畑の人だという意味でやってくれないだろうかと切に頼むと、小泉君とそれでは会ってみよう。チャンスを作ってくれんか、こういうことであった。近衛公という人は、気にいると酒もなかなか強い。そこで大いに3人で飲んだ。忽ち近衛公も完全に了解した。小泉君もまた腹がすわったので、それは面白い光景だった」

その後、小泉は1941（昭和16）年7月、厚生大臣になります。

その年の12月8日、真珠湾への奇襲攻撃があり、太平洋戦争が始まったのです。

小泉は、1944（昭和19）年7月22日まで厚生大臣を務めました。その後、勅選によって貴族院議員となり、終戦を迎えますが、そこでは一言も発言しなかったそうです。

公衆衛生院は、関東大震災（大正11年9月1日）後の9月8日、ロックフェラー財団からアメリカと同じような公衆衛生学校設立を目的に、公衆衛生組織をつくるなら寄付をしたいとの申し入れがあり、この提案を日本側は受け入れることになりました。ところが新組織の長に一時長与又郎の名前があがりますが、長与が断った経緯などもあり、なかなか実を結びませんでした。

公衆衛生院設立に一貫して尽力し、アメリカ側と交渉してきたのが、野辺地慶三でした。彼は東大卒業後、ハーバード大に留学し卒業しています。それまで交渉は難航してきましたが、厚生省が設立されると、2か月後（昭和13年3月29日）という早さで、その管轄下にこの組織がつくられます。

(5) 公衆衛生院

公衆衛生院の伝染病研究所構内の本院は近代ゴシック建築で地下2階、地上5階、塔屋3階、延べ面積4565坪でした。工学部の内田祥三教授が設計を行いました。

初代院長は林春雄（第3代伝染病研究所所長）、教授には伝染病研究所特別研究室の野辺地慶三（疫学部長）らが就任しました。

この組織は、1940（昭和15）年に厚生科学研究所に改称、1941年には体育研究所、1942年11月には厚生省研究所、1946年11月には公衆衛生院、1949年6月に国立公衆衛生院、2002（平成12）年4月には国立医療科学院に変わり、現在は埼玉県和光市に移転しました。

戦争が激しくなってくると学生の受け入れが一時中止になり、本館5階にあった90名の立派な寄宿舎が厚生省の事務室になります。

戦前の公衆衛生院は、何をしていた組織なのか不明です。伝染病研究所の敷地内にあり、お化け屋敷のような様相を呈しています。本来の公衆衛生の仕事をしてこなかったことだけは明らかです。伝染病研究所の特別研究室（731部隊の司令部）が置かれていた可能性は否定できません。

公衆衛生院の疫学部長、野辺地慶三はコレラの世界的権威といわれ、当時の彼によるコレラ菌の分類が今も使われているといいます。

小高健著『伝染病研究所』によると、野辺地慶三は1947（昭和22）年8月、GHQの公衆衛生福祉局のサムスの怒りに触れ、その怒りは翌日からの出勤ができないほどの強い命令であり、9月17日退職した、と記述されています。

彼はその後、12月には日本大学医学部、１９４９（昭和24）年5月には名古屋大学医学部教授に就任しています。

宮川は１９３８（昭和13）年元旦式辞で次のように述べています。

「日本人と支那人は同文同種かという問題については、私は支那人と同文同種であることを疑うものであります。それは風俗、習慣、ものの考え方など全く違うのであります。

日本語と支那語との相違は、英語とドイツ語との相違より甚だ違うのであります。支那人は死体に鞭打つことは、武士道より排斥しております。支那人は死体から魂が出ていくまで徹底的に死体をさいなむ習慣があります。支那人は義に動かず、利に走ることは、古今の歴史に非常に多くの類例があります。風俗上に徹底的な相違がある。日本人は、信じられないほど神を崇める気持がありますが、支那には殆どありません。支那人と日本人には徹底的な風俗の違いがあります。支那の下層民特に婦人は、一生入浴しないことが非常に多い。異常なほど水を恐ろしがった。日々の用便は、想像の限りであります。支那人は松の木を不浄の樹にし、松の木あるところは墓地であります。これと同時に亀は淫乱な動物として非常に嫌う。結婚式に鶴亀の歌などもっての他であります。要するに支那人を我らと直ちに同文同種とは出来ません。今後日本人と支那人は、緊密につき合うことになるので、支那人をよく理解することが大切であります」

(6)「西澤・城井両博士退職記念会」における宮川米次の挨拶

「西澤行蔵君、城井《きい》尚義君は、申し合わせによりまして、去る3月末日吾伝染病研究所をご退職になられました。両博士が伝染病研究所に奉職されたのは、吾研究所が内務省より文部省に移管になった当時で、今から25年前になります。本所に留まって居りますのは誠に高木逸磨教授と私のみとなりました。私も老境に入ったかと思うと寂寥《せきりょう》の感に打たれざるを得ないのであります。

西澤君は、軍部に於ける本官の業務が極めて多忙であられ、傍ら東京帝国大学教授にも任官せられると同時に、幸いにも優秀な後継者を得ましたので、血清製造作業は他に譲られたのでありましたが、「ワクチン」製造業務は始終一貫二十有五年の間、之に当たられたのです。諸種新製品に加うるにあらゆる改良を断行せられて、本所より発売せられます種類は、約3倍の多きに達し、60種にも乗せんとする次第で、厚き世の信用を博し、多々益々多くの需要に応じて居るのも決して偶然ではないと信じます。

城井博士は、本所の業務を嘱託せられると同時に軍職を離れられ、技師となり痘苗製造作業に従事せられたのです。従来使用していた痘苗体は、偶々牛に発見された痘胞の病原体を使用し、之を累代牛に接種して作ったもので、純牛性痘苗といわれて居たものでありますが、同君が努力改良したもの之は、全然相違しているのであります。即ち人体に発病した天然痘膿疱に、痘原を求めたものであります。然し奇態にも、此の材料を用いて直ちに牛体に接種して、殆ど発痘しないのが原則と申してよいのであります。如何にして之を牛体に感染させ、所謂牛痘化させようと苦心が払われたのでありました。百方努力の結果累代猿、又は家兎の睾丸を通過させることによって人性痘原体は動物化し、特に牛体にもよく発症して此の目的を達することが出来たのです。

近くは馬の脳炎に関する研究の如きは、極めて注目に値するのであります」

馬の脳炎の研究は2論文があります。読む限り馬の脳炎が流行性脳炎（日本脳炎）と同じだと証明できませんでした。ただ、猿に移植できたということは書かれていました。

高木逸磨は1938（昭和13）年4月26日、北支防衛のため北京へ出張します。佐藤秀三を含めると伝染病研究所の主要な人物は、支那で同仁会活動をするようになります。

高木逸磨は、終戦と同時に支那で定年を迎えています。

(7) 1939（昭和14）年6月1日「伝染病研究所41周年記念にあたり、医学界を展望」

「戦争は破壊で在り、建設であることは古来より言い触《ふ》らされた言葉であるが、実際そういうものであろうか否かを、近代史によって一瞥して見よう。

注目すべきものは、普仏戦争の影響によってビスマルクの鉄と血との政策と臥薪嘗胆の苦とを以て、勤勉之勤めたドイツは嶄然《さんぜん》として頭角を現し、終に英との勢力争いは所謂欧州の大戦を誘致したのであった。この大戦の結果、ラジオに、飛行機に、其の他多くの驚くべき兵器の発達と共に、平和時に使用するべき機械、器具等々科学の長足の進歩を促したことは縷々《るる》すべき必要もない位である。吾が日本にも日清日露の役は通って来たが、それでも尚欧州大戦前迄は、自然科学、人文科学の両方面ともに、殆ど総て欧米依存の状態であったことは、否むことが出来なかったが、一朝欧州の大事変に遭遇して茲《ここ》に、科学の独立を為さざるべからざる運命に立ち至ったのである。少なくとも吾が医学の方面に於いては、一転機を与えられ、欧州大戦後の20年の今日は、正に完全に独立した医学、即ち日本医学なるものの存在を、世界人に示すことが出来るようになった事は、慶賀に耐えない。之は全く戦争のお陰と言ってよいと思う。1、2の例を申すならば、外科学会（肺切除）に於ける尊き多くの経験、伝染病学界に於ける多種多様の実験成績、食品と栄養との関係、気候風土と体力との関係、非常時と平時の習慣に於ける相関等々挙げきったならば、数限りなく沢山ある」

1940（昭和15）年6月1日には、予定どおり伝染病研究所42周年記念式典が午前11時から行われており、宮川の式辞は次号の雑報に掲載される予定でした。ところが次号には載っていませんでした。これは実に不自然です。式辞が出てこないところをみると、式辞の内容は誰が見ても決して公にはできないものと判断できます。この式辞では、「731部隊と伝染病研究所特別研究室」との関係を述べたのかも知れません。

1940（昭和15）年に、伝染病研究所に大事件が起きました。それは10月31日、「助教授選考のための臨時主任会議において、作業に関係している部を軽視している傾向がないか、今まで放任してきたのは無責任である、私事や情実は不可などという意見が出された」と記されています。翌11月1日も同じ会議が連続して開かれました。協議に入ったところ、突発事件が起こって議事が混乱し、3日後、所長から辞任の申し出があります。

この突発事件の内容は不明ですが、福島伴次が、宮川の娘婿岡西順二郎追い出しの一幕で、あまりにも悲しく語るに忍びないと書いています。岡西順二郎は1941（昭和16）年から東京府立淀橋健康相談所長に転出しています。

(8) 佐藤秀三

「昭和16年1月11日佐藤秀三は教授を辞め、上海の自然科学研究所所長に赴任した。その送別会は1月1日に行われ、佐藤はその送別会では悲壮な決意を述べ、満堂寂として傾聴した」と記載されています。

柳澤謙によれば、「佐藤秀三の妻は快活で屈託のない社交的な方であったので、お宅へ伺っても、奥さんのお留守の時は、要件だけ話せば話が途切れてしまうくらいであった。ご家庭は奥さんの明るい性格と先生の寛大なお気持ちでうまく調和がとれていたように思う。ところが、昭和14年の年末の頃かと思うが、先生がある会合で学士会館にて夕食をされ、お宅の方は2人のお子様と奥様で夕食中に突然脳卒中のような症状で倒れられ、先生のお帰りも待たず、不帰の客となられた」。この時、佐藤秀三は52歳でした。

終戦時、佐藤は中国側の取り調べもあったが、逮捕もされず、長崎まで引き揚げてきたが、栄養失調のため1946（昭和21）年10月、長崎で餓死しました。

7、三田村篤志郎

⑴　1940（昭和15）年12月、伝染病研究所三田村篤志郎就任挨拶

1940（昭和15）年11月20日、伝染病研究所所長は宮川から三田村篤志郎（病理）となりました。その就任の挨拶で三田村は次のように述べています。

「宮川所長に対し申し上げたいと存じます。宮川前所長は昭和9年2月1日、所長の職につかれまして、爾来6年有余、更に長与前所長の病気御静養中これを補佐されました。昭和5年から数えますと10年間、鋭意研究所の運営のために御盡瘁《じんすい》になり、その御在任中に我が伝染病研究所が目覚ましき発展を遂げまして、以て国の内外に益々重きを加えました事は、諸君の御承知の通りであります。

今回不肖私、不敏不徳の身を以て所長の大任を受けまして、衷心恐惶の念に堪えない次第であります、ただ諸君の御後援によりまして、大過なくこの重責を果したいと念願いたしております。茲に私は所長として今後公平無私、諸君即ち我が伝染病研究所の公僕として、私の最上を盡《つく》します事を厳かに宣誓致します。

私は我が伝染病研究所の指導方針に関しまして、私の所懐の1、2を申し上げたいと存じます。これは今更事新しく申すまでもなく「徳を磨き、学を励む」の一語に尽きると存じます。

我が伝染病研究所600の各位が、各々己を持する事高く、各々その長所と創意を発揮して止ま

ない事は何よりも望ましい事でありますが、これと同時に各人が、伝染病研究所を愛し、学を楽しみ、公に奉仕する高き理想に於いて、己を棄て一心となる事は更に一層緊急な事と存じます。

長与、宮川両所長は、我が伝染病研究所の指導理念として、1にも2にも3にも研究なる標語を常に高唱されたのであありますが、私もその精神を堅く遵奉致すものであります。私は敢えて、1にも2にも3にもとは申しませんが、1、2研究なる言葉を名実ともに徹底させたいと存ずるのでありますし

⑵ 1941（昭和16）年6月1日、伝染病研究所創立42周年記念会

「我が伝染病研究所は、明治25年11月30日、大日本私立衛生会の付属として設立された伝染病研究所に、其の端を発して居るのであります。それは、今を去る丁度47年の昔のことであります。本所が今日の如き国立研究所となりましたのは、42年前の明治32年3月31日であります。更に、本所が芝区愛宕町から、只今の白金台町に移転致しましたのは、明治39年6月でありまして、この6月に因みまして、今1日を以て本所の創立を記念致すことに、昭和12年以来定めて居るのでございます。今日の記念日に当たりまして、吾々の胸に溢れまするることは、故北里柴三郎先生及び青山胤通先生を始めとし、多数の吾々の先進学者が学界に遺された大きい足跡と、本所のために尽くされました限りない功績とに対する、衷心よりの尊敬と追慕の念でございます」

＊この年の伝研創立42周年記念会は、前年1940（昭和15）年にも開催されています。2年連続で42周年記念会が行われていることを考えると、前年の記念会は発表できない事情があって抹殺され

たのではないかと推測します。

矢追秀武によると、「昭和16年12月8日の朝の「ラジオ」は臨時ニュースの放送が流され、我が国は西太平洋上で欧米と戦争状態に入ったことを告げた。来るべき時がついに来た。一億国民誰もが、今日を覚悟していた時が来たのである。わが伝染病研究所においても当日午前10時に正面玄関に一同参集させ、三田村所長は、カーキ色の上っ張りを着込んで、全所員を集め、今日は大勝利で、誠におめでたいことでありますが、そのうちにはおめでたくない時もくるでしょうから、所員一同の固い覚悟と、ご決心の程をお願いすると訓示されました」。

(3) 1942（昭和17）年6月1日、伝染病研究所創立第43回記念式典

「最近、志賀潔先生は「癩研究の10有餘年」という洵《まこと》に興味深い一文を発表されまして、その中に北里先生が明治32年の頃、即ち本所の創立当時から細菌の培養及び動物実験に苦心をされた事実に言及され、最後に次の言葉を記されて居ります。即ち「或日北里先生が述懐されたことがある。癩の研究は実に困難だ。随分骨を折ったが遂に成功しなかったと。あの剛腹の先生も、癩研究に匙を投げられた。併し北里先生が細菌学者として癩菌の動物実験に着手された事実を世に伝え、これを文献に留めて置くことは、私共の義務であると信じます」というのであります。本研究所に於ける最近の癩の動物実験は、幸いにして若干の成功を収めつつあると信じるのであります」

＊ここで言う若干の成功とは、1941（昭和16）年の満州国衛生技術廠で行われた柳澤謙らのBC

Gによる癩病予防実験の成功を指します。

⑷ 記念午餐会　階下食堂に於いて（午前11時〜正午）

三田村所長挨拶

「今日は日曜日にも拘わりませず、このように沢山の方が、此処に御集まり下さいまして、お互いに喜びを倶にすることを得ますのは、私共の大いなる欣びとするところでございます。それにも拘わりませず、今日差し上げましたものは、誠に粗末なものでございまして、恐縮に存じて居るのであります。併《しか》しこれも当面の時勢のことを思いますと、やむを得ないことでありまして、私達は今日の会を催しますについて、食料店の方へ米を供給致しまして、その米で賄い得るだけの御客を、今日此処に致したような次第でございます。其の意味に於きましては洵《まこと》に不足で足りない所は、御容赦をお願いする次第であります」と伝染病研究所の台所事情が苦しくなったことを語っています。

⑸ 1943（昭和18）年6月1日、伝染病研究所創立44周年記念日

1943年6月1日、予定どおり伝染病研究所創立44周年記念日が行われましたが、「所長式辞、来賓祝辞ならびに来賓の演説がありましたが、用紙の都合上、本年は掲載せず、別に印刷し関係諸方面に配布することにした。部数には若干の余裕があるので、希望者は当事務所まで申し込んでください」と雑報に掲載され、三田村の挨拶は掲載されていませんでした。その後7月30日午後1時

より東条英機内閣の岡部長景文部大臣（天皇を現人神と考える軍部の派閥）、東京帝大内田祥三総長が伝染病研究所を視察しました。

矢追秀武は、「昭和20年になると、戦局は最悪の様相を露呈し、敵機は日本の上空をわが物顔に飛びまわり、焼夷弾の投下が日増しに激しくなり、広島、長崎の原爆投下に引き続いて、天皇陛下の終戦詔勅となった。端なくも、4年前の三田村所長の言葉が事実となって現れたわけである」と言っていました。

戦時下の当時の日本で「戦争に負ける」という発言はタブーでしたが、留学経験のある三田村は開戦時の挨拶で「そのうちおめでたくなくなる時もくる」ことを予見しており、彼の明晰な分析から「太平洋戦争は、負ける」と伝染病研究所創立43周年記念日で言ったのでしょう。

1943年の雑報から三田村の43周年挨拶が、なぜ消えているかの疑問が解けました。

一方、伝染病研究所の台所事情はさらに苦しくなり、1943年6月には空き地を耕し、薩摩芋の植え付けを行い、このために要した薩摩芋の種は100貫と記されています。1貫は3・75kgで、10月30日には芋掘りがあり、400貫ほど収穫できたとのことです。

1944（昭和19）年1月1日の新年祝賀式は、午前11時本所職員一同講堂に集まり、三田村所長が病気のため、宮川前所長が祝辞を述べ、「本年こそ最も重大な年であることを強調された。一同聖戦完遂の決意を新たに」と言っています。

1944年の雑報には、「昨年旧動物小屋の跡地に全職員協力して8月下旬大根の種まきをしたが、この12月4日には大根引きを行った。大根は薩摩芋と違い、種蒔後の手入れが大変でした。それでも収穫は40貫を突破した」と記載されています。

8、田宮猛雄

1944（昭和19）年5月13日、田宮猛雄が伝染病研究所の第7代所長になりましたが、第7代所長の研究室で1945年9月3日、助教授、岡本啓（柳澤と同期）がガス自殺しました。これは南京での人体実験を苦にしたものと推察されます。

1944年9月20日には『日本細菌学雑誌』が創刊されました。伝染病研究所の『実験医学雑誌』、北里研究所の『細菌学雑誌』、京都大学の『日本微生物学病理学会雑誌』を合併した雑誌です。『細菌学雑誌』の創刊の辞を起草したのが、伝染病研究所の川喜田愛郎（東大、昭和7卒）、北里研究所の平野憲正（京都医専、大正3年卒）、京大の東昇（京大、昭和13年年卒）です。起草文を要約すると「国運をかけた戦争のさなかにあって、銃後を守って創刊される本誌は、特に技術とつながりの深い応用方面と、広い接触面をもつ微生物学なる学問の性格を自然と反映して、おのずから戦時色を濃くおびるものである。いま戦争完遂至上命令を疎かにしたすべての研究は、学者の本分を忘れ、同時に学問の本質をも逸したる所とみなされなければならない。われわれはまずそのことを胸に深く銘記する」と記されています。

9、戦時下の製造と伝染病研究所

小高健著『伝染病研究所』では、戦時下の血液製剤およびワクチンに関して、次のように書かれています。

「伝染病研究所は、日本最大のワクチンメーカーでした。昭和12年7月7日、日中戦争が始まると同時に、陸海軍から破傷風血清、ガス壊疽血清、赤痢血清、連鎖球菌血清、痘苗などの請求が急増した。特に戦地において必要な破傷風血清、ガス壊疽血清に対する陸軍からの要求が強かった。ガス壊疽は大きな傷を受けた時に、土や糞便などのなかにある嫌気性のクロストリジウム属の細菌が損傷部に増殖してガスを生じ、さらに菌の産生する毒素も作用して組織が破壊される病気である。したがって、平時に起こることは非常に少なく、適切な処置が執れない状況の時に多い。

伝染病研究所はこれらの要求を充たすため、この年度中に2度の追加予算を受け、次の年度には血清用として800頭の馬を購入した。さらに次の年度には1023頭（単価、135〜300円）を購入した。たまたま日中戦争勃発前日の7月6日に、閑院宮《かいいんのみや》の視察があった。宮川所長は職員合計、約500名（うち雇員、雇人約300名）で1か年経費が約70万円、そのうち政府支出金は7万円だけで、後は自給自足しており、飼育している馬は170頭（年間使用数は200頭）」と説明しています。

ほぼ1年後には人員が急増して、600余名となっていることから見ても、いかに日中戦争勃発

図表3　伝染病研究所発売品目

（明治38年血清薬院，痘苗製造所を合併してからのもの）

明治38年より	痘苗 血清（ジフテリア―液体，同―乾燥，破傷風―液体，同―乾燥，腸チフス，赤痢，コレラ，ペスト，ハブ蛇毒，連鎖球菌） ツベルクリン ワクチン（丹毒連鎖球菌，腸チフス，赤痢，コレラ，ペスト）
大正2年より	狂犬病ワクチン
大正5年より	ジフテリア抗毒素（甲，乙，丙種）
大正7年より	流行性脳脊髄膜炎菌血清
大正8年より	ワクチン（パラチフスA菌，同―B菌，パラチフス菌混合。腸チフス・パラチフス菌混合） 診断液（腸チフス，パラチフスA型，同―B型） 血清（肺炎双球菌，インフルエンザ菌・肺炎双球菌混合） インフルエンザ菌・肺炎双球菌混合ワクチソ
大正9年より	健康馬血清
大正10年より	血清（脾脱疽，黄疸出血性スピロヘータ） ワクチン（百日咳菌，淋菌）
大正13年より	黄疸出血性スピロヘータワクチン 梅毒診断液
大正14年より	犬体用狂犬病ワクチン
昭和2年より	連鎖球菌血清―猩紅熱用
昭和7年より	予防液（ジフテリア，破傷風） 赤痢内服ワクチン 診断用家兎免疫血清
昭和11年より	精製痘苗 血清（大腸菌・ガス壊疽菌混合，ガス壊疽菌）
昭和12年より	破傷風予防液―馬匹用 強力液体ジフテリア血清，ジフテリア牛血清，ジフテリア血清―増量，破傷風血清―液体・特号 ジフテリア毒素液 旧ツベルクリン希釈液 軟性下疳菌ワクチン
昭和14年より	血清（葡萄球菌抗毒素―甲種，同―乙種強力，破傷風―液体・特二号） トキソイド（葡萄球菌―精製，連鎖球菌―精製・猩紅熱予防用）

が伝染病研究所に大きな影響を与えたかを知ることができます。政府支出金を見ても、昭和11年までは、せいぜい75万円だったのが、昭和12年以降は2から3倍になりました。こうして伝染病研究所は軍需に応える製造工場となったのです（図表3）。

このように、抗血清製造に対する軍からの要求が急増したので、鉄筋の厩舎だけでは免疫馬の収容ができず、構内の空き地に次から次へとバラック式の厩舎が建てられ、昭和15年にはほとんど余地を残さないほどの規模になりました。

その一方で相次ぐ応召のため熟練者が不足し、新人が担当せざるを得ない状況となります。免疫に使う馬も次第に痩せこけたものになり、優良馬の半分も血清が採れない馬も利用せざるを得ない状況になります。物資の入手がますます困難になり、同年には重要物資調査委員会が設立されます。また軍からの要望で、コレラワクチンも大量に製造することになったのです。作業に慣れている人たちは、かなり乱暴にコレラ菌を扱っていました。このような状況でしたから、コレラワクチンの製造工程で感染者も多数出たことが記録に残されています。この作業を手伝っていた田中幸雄がコレラに感染してしまい、幸運にも命を取り留めたエピソードもありました。１９３９（昭和14）年には東京で天然痘の大流行があり、関係者は夜業までして２０００万人分という記録的な痘苗を生産しました。

長与又郎が死亡した１９４１（昭和16）年の12月8日に米国、英国に対する戦争が始まります。伝染病研究所で研究が自由存分にできたのはこの頃までで、これ以降は製造に比重がかけられ、次第に自由な研究はできなくなっていきます。大学から伝染病研究所に入った者の多くは、製造ではなく、研究を指向していました。また、製造に関係する部分の大きい人と小さい人とがあって、それも不平の種になりました。

1942（昭和17）年3月には、思想前歴者を採用しないことが所長から主任に伝えられます。1942年度も血清に対する陸軍からの需要は高まるばかりでした。4月2日から3日間、陸軍軍医学校においてガス壊疽血清委員会があり、伝染病研究所はこの年度に2500リットルの注文に応じましたが、資材など入手困難なものは、軍がその斡旋をすることを取り付けました。なお破傷風血清は、軍の要求を減らしてもらい受注しました。その量は500リットルとも、その4倍とも言われます。この陸軍からの発注は秘密事項として扱われました。伝染病研究所では、これらの製造を行うため、予備金の支出を要求し、陸軍軍医学校に対して、この要求を文部省に斡旋してくれるよう依頼しました。

1942年3月に製造に使用していた旧小動物飼育舎が出火全焼し、これに代わる研究室および作業室を新設するにあたっても、陸海軍の医務局に資材の特別配給を交渉しました。

1943（昭和18）年、1944年には4種類のガス壊疽菌に対して3000リットル以上の血清を造ったということです。

1943年の血清生産計画表によると、4月26日現在で飼育していた馬は307頭であり、この年度中にさらに必要とされる馬は1226頭となっています。免疫予定はジフテリア毒素に年間583頭、破傷風に402頭、ガス壊疽に358頭でした。所内に収容仕切れない馬は、埼玉県比企郡北吉見村などの農家に飼育を委託しました。

これらの血液製剤やワクチン製造が陸軍軍医学校や防疫研究室で行われていたという意見もありますが、そうではなく、伝染病研究所を中心にワクチン製造していたことが解ります。

第9章 同仁会

同仁会とは、中国やアジア諸国に日本の医学を普及することを目的に１９１４（大正３）年につくられた組織で、大正時代は主として寄付金によって賄われていました。しかし、昭和時代、とりわけ日中戦争期に入った後は国費によって運営されるようになります。

外務省は１９３７（昭和12）年10月、華北の衛生状況の調査、防疫の実施などを、当時の東京帝大総長で同仁会副理事長兼務の長与又郎に一任します。長与又郎は華北への調査団の派遣を伝染病研究所所長、宮川米次に依頼しました。この要請に対して伝染病研究所では、宮川米次所長を団長とする調査団を結成します。調査団は佐藤秀三、小島三郎、羽里彦左衛門と陸軍軍医学校教官北川正隆少佐らとともに12月12日本邦を出発し、約１か月、華北の視察を行いました。

１９３８（昭和13）年１月13日、伝染病研究所の主任会議で、宮川所長と佐藤秀三が北支防疫調査研究団による調査報告を行いました。この時に出された、その後の北支における防疫事業活動案は次のようなものでした。

「天然痘、狂犬病、寄生虫分布、カラアザール、発疹チフスの研究、薬品の製造、上水下水の調査、技術者の養成などを行うことによって、軍の命令のもとに業務を行う。俸給は文部省、旅費などは外務省の支弁、待遇は軍の嘱託とする」という内容で、派遣医師の待遇も改善し、軍と行動を共にすることで身の安全も保証しました（各地の同仁会では軍も配置）。

１９３８（昭和13）年３月29日、外務省は次のような「対支防疫事業方針」を示して、同仁会の戦時体制化を強く打ち出します。すなわち「中国における防疫に関する調査・研究並びに防疫の実行を目的とし、北京および上海方面に防疫研究所を設立する。当面の事態に対応するため臨時防疫班を組織し、華北と華中に派遣する。本班を速やかに編成し、現地派遣軍の指揮下に応急の事業に着手する。防疫班は防疫研究所が設立された際に解散する」という内容でした。

この事業主体を同仁会とし、経費は外務省文化事業部より支出する。つまり同仁会は、それまでの診療事業だけでなく、防疫事業も行うことが求められたのです。翌30日、同仁会は理事会を開き、満場一致でこれを引き受け、事業の遂行を宮川米次副会長と陸軍軍医中将である田辺文四郎専務理事に一任しました。

1939（昭和14）年10月9日、しばらく首相の任を離れていた近衛文麿が会長に就任しました。近衛の主治医は宮川米次でした。理事には小泉親彦も名を連ねていましたが、理事会には一度も出席しませんでした。他の理事も同じで同仁会の運営は宮川米次の独壇場でした。

1938（昭和13）年4月5日、京都市で開かれた第10回日本医学会総会で、同仁会副会長の宮川米次は、全国の各大学総長、医学部長、医科大学長らを京都ホテルに招待し、北支防疫事業の説明を行い、同仁会への協力と援助を求めました。軍の力を背景に、宮川米次は既に医学会に君臨していたのです。

広く天下の医家に協力を求めたのち、まず、伝染病研究所の高木逸磨、石井信太郎が北支防疫事業（北京）の首脳者となるために、1938年4月20日東京を出発します。その後、高木は2週間の現地視察を終えると一次帰京になり、万端の用意を整え、一隊を率いて渡支します。中支（上海、南京）の防疫班は、阪大の谷口腆二、北大の井上善十郎（共に元伝染病研究所所員）が同年、4月26日に大阪を出立します。

華北・華中の両防疫班は本部、支部、分班などに分かれるので、多数の人員で構成されていました。華北班は班長高木逸磨、副班長石井信太郎（伝染病研究所助教授）で、医員は各大学の出身者を交えて40名、その他58名、華中班は部長谷口腆二、次長井上善十郎、医員は澤純三（大正13年、阪大卒）、澤芳次郎（北大、大正15年卒）を含む17名、その他71名、他に南京支部要員として支部長に台湾総督府技師小林義雄（阪大、昭和4年卒）、医員4名、その他26名が華中班に加えられます（図表1）。

華北・華中両班とも6～7月にかけて北京に到着しましたが、上海のコレラは既に猛威をふるい、華北への侵入が恐れられていた時期でした。華中では到着と同時に、特殊実験（人体実験）が行われていました。多くの特殊実験が行われたと考えられますが、詳細は分かっていません。

華中・華南には、日本医大の医学生が多数参加したことが記録に残っています。また、そこで、乗木秀夫（日本医大、昭和20年卒）は「日本脳炎ウイルスとデング熱ウイルスの異同」の人体実験を行っています。余談となりますが、乗木秀夫は、その経験をもとに１９６３（昭和38）年12月から2か月かけて、茨城県坂東市猿島で発生した「猿島の奇病」の疫学調査を行います。しかし、その調査では注射針を取り換えず全住民の採血を行いました。この疫学調査を起点として、住民にさらなる「奇病」が拡散します。結果、この疫学調査により猿島住民に二次被害となる肝炎（肝炎７７6名、死亡62名）をまん延させ、その観察により、血清肝炎には2種類あることを証明しています。

話を本題に戻します。

宮川米次が考えた同仁会の目的は、居留人（中国に在住する日本人）を守り、宣撫医療（占領地の

図表1　中支同仁会組織図

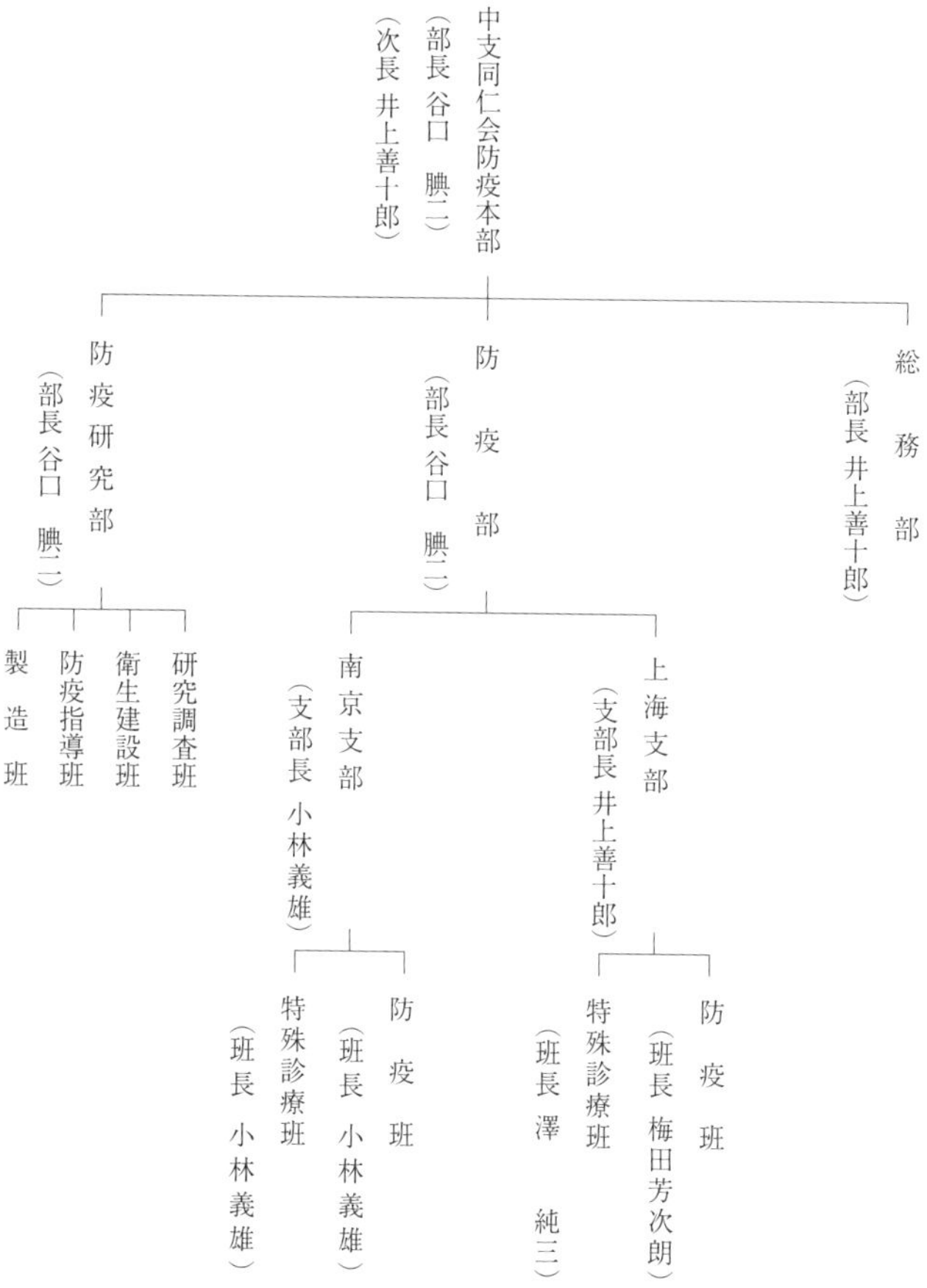

医療を行うこと）の普及であると述べています。すなわち、激しい反日感情を医療を武器に収め、日中戦争を有利に進めるのが第1の目的でした。同仁会の班編成は大学医学部または医科大学を中心として行われ、交代の時期は6か月で、その後は相談することになっていました。

華北班は到着後まもなくコレラワクチンその他の製造を開始し、1938（昭和13）年度内にコレラワクチン3000リットル、診断用血清各種相当量、その他を製造供給しました。痘苗は1938（昭和13）年12月下旬、かねて交渉ができていた伝染病研究所仁川《にんちょん》出張所（朝鮮）で諸設備を借り受け、粗苗100万人分を製造し、華北に持ち帰り、磨砕《まさい》包装を北京で行い、製品としました。ジフテリア治療血清もその頃、馬160頭を集め、毒素免疫の製造を開始しました。

かくて製造業務は次第に軌道に乗り、まもなく同仁会各班向けの需要を満たすようになり、1940（昭和15）年8月から販売規定を定めて一般にも分かつことになりました。種類は痘苗、コレラ、チフス・パラチフス、ペストワクチン、各種診断液、診断用血清、ジフテリア血清・毒素液・予防液、レンサ球菌血清・毒素・トキソイドです。

高木逸磨はペスト研究の第一人者でしたから、北支（北京）では大量のペスト菌を作ったと言われております。731部隊では何度か支那でペスト攻撃をしたとのことですが、ただ支那ではペストの大流行は報告されていません。

華中の上海支部防疫班も、コレラと腸チフスワクチンの製造から始めて、次々に製品の種類を増していきましたが、華北ほど早く予定製品、予定量には達しませんでした。

1938（昭和13）年5月には、華南でコレラの大流行があり、外務省の統計数値によると、上海での死亡率は17・8％でした。1938（昭和13）年11月〜翌年、上海に痘瘡（天然痘）が多発し、20年来の流行となります。

同仁会の人事面では、赴任1か年を過ぎた中華支部部長の阪大の谷口腆二は1939（昭和14）年3月に勇退し、次長の井上善十郎が後を継ぎますが、井上善十郎は1941年7月に退職し、梅田芳次郎は1943年8月3日、バスに乗って移動中、クリーク（灌漑に使用する小川）に転落して、不慮の死を遂げました。海軍中尉田中朝三（千葉医専、明治42年卒）が後任処長になり、同時に海軍少佐田代良順（長崎医専、大正2年卒）の副処長発令がありました。

同仁会の防疫活動記録には、戦況が悪化する様子も記載されています。

青木義男著『同仁会診療防疫班』によると、アメリカ軍の攻撃について、次のように述べています。

「太平洋戦争を直接肌に感じさせたものは、在華米空軍機による空襲であった。それまで長江上はもちろん、奥地爆撃の基地武漢とその周辺に制空権を持っていた日本軍航空部隊に、米空軍が初めて挑戦してきたが、昭和17年5月、浙贛《せっこう》作戦（731部隊の細菌戦）の最中であったが、当時はまだ機数も少なく、長江筋に出没して砲艦や輸送船などに重爆撃を加える程度、これが1年後には戦闘機154機、爆撃機20機になり、長江上の船舶は無差別に、また武昌・岳州間や上海・杭州間で列車が襲われるようになった。南京・漢口間には、もともと浙江直行で2、3日という性能の汽船が配されていたが、これが昭和16年までは機雷を避けて夜は仮泊するので4、5日、この頃（昭和17、

18年頃）になると、空襲を警戒して夜だけ運行の5、6日という長い船旅に変わった。もっとも一般人が乗船できたのは、18年までで、その後は軍委託とか軍命によって移動する日本人が乗船を許された。最も狙われたのは九江・漢口間で、船は被害者と共に辛うじて、漢口にたどりつくというケースが何度もあった」

同仁会による医学普及活動として医学校がつくられます。

青島の医学専門学校は１９３９（昭和14）年12月12日に開校しましたが、終戦までかかってかろうじて4回、２００余名の卒業生を出しただけでした。青島医学専門学校の医学生は、太平洋戦争が始まってから、本土の医師の交通手段が途絶したため中国に残り、学生の頃から診療活動に従事しました。戦後、中国に行くことができなくなった１９４５（昭和20）年、在学中の国内在住の医学生に対して、伝染病研究所出身の岡西順二郎、前南京診療班土屋毅（東大、昭和6年卒）は、神田神保町の同仁会本部と東京病院で授業を行いました。同年4月には空襲で同仁会本部が焼失しましたが、東京医師会館を借りて授業を行いました。借入後、購入し、ここに本部も病院も移転し、3階で学生の講義が行われました。終戦後は、国内に復員した卒業生もここに集まって来ましたので、宮川米次副会長も加わり、補習が行われました。

「昭和20年12月14日、最後の講義と終業解散式、15日終了、本日付で青島医専閉校する」と宮川は日記に記しています。

1945（昭和20）年11月21日、同仁会専務理事の田辺文四郎は腎不全で死亡。12月16日には近衛文麿は荻窪の自宅で服毒（青酸カリ）自殺します。

宮川米次は公職追放を免れるため、1945年10月3日で伝染病研究所を依願退職します。そして、1946年1月1日に東京芝浦電気株式会社生物化学研究所長、1948年1月1日には同会社付属病院長となり、その後、1959（昭和34）年12月26日、胃癌で死亡しました、小高健は大学院の時、宮川の奨学資金を受けていましたので、危篤の時お見舞いに行ったとのことでした。

小泉親彦の甥、小泉昂一郎によると、「戦後の昭和20年9月13日夜8時過ぎ、目白警察署の署長が来訪。明朝お迎えに来ますといい、小泉親彦は、お役目ご苦労さまですと言った。それから変わったこともなく談笑し、11時頃立って仏間に入った。ここで香をたき、衣装を直し、備前久勝の軍刀で腹十字に切り、右頸動脈を切って絶息した」と述べています。

また、清水智恵子によると「昭和18年の春、鯖江高等学校卒業前の春、修学旅行で東京に行き同郷の小泉邸を見に行ったが、それが縁で見初められ、小泉邸に女中で入ることになった」。その彼女の回想では、

「最後の晩餐、確か陛下から下賜されたお酒や珍しい缶詰などで、宮中料理がつくられた。晩餐の後で休むから一人にさせてくれと言われ、2階の茶屋に上がられました。羽織袴紋付き姿でした。もしかしてはと、小さな物音も聞き漏らすまいと耳を澄ませ、一睡もせず、今か今かと緊張していたのが真相でございます。

夜半刀を鞘から外したような微かな音に気がつきました。昂一郎氏が2階に駆け上がった時には

絶命した後でした。一面血の海でした。外が白み始める数時間は恐ろしさも忘れて、ご遺体をアルコールでお拭きし安置したのです。あの時の笑みさえ浮かべられた、安らかなお顔は今も忘れられません。早朝、米軍数名無断で塀を乗り越え検屍しました。

それまで気強く振る舞われた正子（妹）様は、恐怖を感じ部屋に閉じこもってしまわれたのです。まもなく天皇陛下のお耳に達して、正門を開けて座敷まで赤絨毯が引かれ勅使が遣わされ厳粛なご弔問がありました」と小泉親彦の死を語っています。

第10章 国立予防衛生研究所

1節　国立予防衛生研究所（国立感染症研究所）

戦後、日本国内の公衆衛生を担当したのはGHQのサムスです。サムスはまず「占領軍の安全」のため徹底した臨時の予防接種を行います。1945（昭和20）年に天然痘の流行があちこちで起きます。その流行を食い止めることを目的に臨時処置として、6000万人に種痘が行われます。しかし、天然痘の国内流行は収まりませんでした。

サムスは流行が収まらない原因を調査します。その結果、種痘の方法に問題があることを突き止めます。種痘の効果が見られない原因は、被験者の種痘部位をアルコール消毒していますが、アルコールが乾かないうちに種痘を行ったためだと判断します。そこでサムスはアルコール消毒を止めさせ、もう一度、臨時に種痘を接種したと語っています。また、サムスは、1946年1月から7月まで、発疹チフスが流行したため、530万人にワクチン接種を行っています。

さらに、1946（昭和21）年から1947年の2年間には、腸チフス・パラチフスの混合ワクチンが3歳～60歳まで、大人も子どももごちゃ混ぜにして年間6000万人に接種されました。

その後、サムスの意向を入れ、予防接種は、厚生省の予防局長浜野規矩雄《きくお》（慶応大、大正13年卒）や小川朝吉（慶応大、昭和6年卒）技官が中心となり、細菌製剤の製造は、伝染病研究所ではなく民間で行うことに変更しました。そして1946（昭和21）年10月に、社団法人細菌製剤協会が設置されます。その半年後、ワクチン検定は１９４７年5月21日創立の国立予防衛生研究所の案が採用され、それ以降、伝染病研究所はワクチン検定も製造もできなくなります。伝染病研究所の建物は伝染病研究所と国立予防衛生研究所（予研）とに折半されます。

細菌製剤協会ができ、「痘苗、血清およびワクチン類など細菌製剤製造事業の健全なる発達を助長し優秀なる製剤の確保を図り、持って公衆衛生に寄与する」ことを目的にしました。会員数は当初24でしたが、１９４７（昭和22）年には35、１９４８年になると40にも達しました。

伝染病研究所は、民間では品質の良い製品が十分できないので、今までどおり製造を続けると主張します。本音は、製造ができなくなれば、予算上の打撃を受けるのでそれを畏れていたと思われます。

厚生省は、伝染病研究所の製造が民間業者への圧迫になるので、製造を中止すべきだと考えていました。内務省の伝染病研究所と文部省の伝染病研究所との争いの歴史は繰り返されます。こうして伝染病研究所は厚生省と全面対決となりました。

１９４６（昭和21）年3月24日、東大の南原繁総長とサムスによる会談で決着が見られました。その内容は次のようなものでした。

「1、我が国の重要問題である国民衛生状態を改善するため、国立予防衛生研究所を新設する。

2、東大はこれまで行ってきた大量の細菌製剤の製造を中止し、検定は予防研究所で行うこと。

3、東大は新しい予防研究所の設立に対して建物・設備はもとより、有能な所員の半分を役立てること。

4、これは暫定措置で、国立予防衛生研究所に限り、早い時期に新しい機関に移転し、伝染病研究所は現状に回復されるべきこと」

サムスは、衛生行政の強化が一大学の研究より先行するという割り切った結論を持っていましたが、伝染病研究所の歴史も知っており、何らかの反論か妥協案が出てくると予期していました。

しかし、先に述べたように、1947（昭和22）年5月21日、国立予防衛生研究所（予研）は伝染病研究所を2分する形で設立されます。

予研の所長には、小林六造、副所長には小島三郎が就任します。予研は86名の職員で発足しました。移管の手続きが2か月も遅れたこともあり、最終的には134名の職員が伝染病研究所から予研へ移りました。伝染病研究所に残ったのは213名でした。

発足当時の予研は、事務部の準備もできていず、また予算も決定していなかったので、伝染病研究所の援助なしには検定できない状態でした。

そのような状況で、1948（昭和23）年7月1日より予防接種法が施行されます。その内容は、予防接種は強制的で、拒否したものは3000円の罰金を科すというものであり、定期のものは種痘、BCG、百日咳、ジフテリア、腸チフス・パラチフスで、臨時のものは発疹チフス、ペスト、インフルエンザおよびワイル病が含まれていました。

サムスの意向により、ワクチン製造は民間業者が行うことになりましたが、この年の11月、民間業者で製造されたワクチンの使用により、島根と京都でジフテリア予防接種禍事件が起きます。この事件での京都の乳幼児の被害は606名、死者68名に達しました。島根の被害者は318名、死者は158名に上りました。

この年の12月18日サムスが予研にやってきて、「いやしくも国立研究所の所員でありながら、規格外れの百日咳ワクチンを作り、そのうえこれは到底信じられないことだが、それによって私腹を肥やしている輩ありと聞くが、万一事実とすれば、日本人としてまことに嘆かわしいことではあるまいか。最近沢山の不良殺虫剤が売られているが、これは国民を欺くことで国として許すべからざる不正行為である」と糾弾しています。

サムスは、ワクチンの名称や個人の名前は明らかにしませんでしたが、ワクチンに関係するのは矢追秀武、殺虫剤については石井信太郎であることは明らかでした。

矢追、石井は小林所長から辞職勧告を受け、厚生大臣からは転勤を命じられましたが、矢追はこれを不服とし人事院に提訴し勝訴します。しかし、最終的には予研を退職しました。石井は退職させられます。ジフテリアの予防接種禍については、厚生省予防局長浜野規矩雄が対応し、示談にしました。

ジフテリア事件を契機に、ＧＨＱは日本製の血清・ワクチンの販売を禁止しました。また、予防接種がすべて中止になり、巻きぞえでＢＣＧ接種も中止となりましたが、翌年5月から結核予防会結核研究所・ＢＣＧ製造部で凍結乾燥ＢＣＧワクチンの製造がはじまり、全国の液状ＢＣＧワクチンの製造は中止となりました。

この事件後、ＧＨＱはアメリのミシガン州の公衆衛生局から、ワクチンの経験の深いボールマンを招いて指導にあたらせ、また施設の改善も行わせました。

その結果、全国41か所の製造所の全部が査察を受け、翌1949（昭和24）年4月30日になって優良10社だけに製造許可が与えられ、予防接種が再開されます。伝染病研究所のワクチン製造はボールマンの指導さえも受けられず、無視されたのです。

この整備によって民間の製造所は、朝鮮戦争（1949年7月1日～1953年7月27日）の時は、腸チフス・パラチフス菌の混合ワクチン、発疹チフス、コレラなどのワクチンや、痘苗などを大量に輸出できたので、戦争特需により細菌製剤業者は経済的には大いに潤う結果になります。

予研は1955（昭和30）年3月～1960（昭和35）年5月にかけて、品川の海軍軍医学校跡地に新築、移転します。

終戦後、東大付置伝染病研究所は戦時体制を払拭する作業をただちに始めます。戦時色を持った講座、学部、研究所の改変が行われました。これまでの付置研究所独特の所員制度はなくなり、文部教官として一括されることになりました。終戦後、伝染病研究所は従来の衛生行政とは無関係なものになりました。

1947（昭和22）年11月、付置研究所の教授、助教授に総長選挙権が初めて与えられ、さらに1952（昭和27）年11月には文部省令によって、国立大学の評議員会に関する措置が定められます。東大では、専任教授5名を有する研究所の長が評議員（東大の最高決定機関）をすることになったので、伝染病研究所所長は評議員会に出席することによって学内行政に携わることになります。

戦中、戦後の知的飢餓にあった若手研究者は、戦時中アメリカで出版された医学雑誌が東大中央図書館に入るようになると、論文の題目をガリ版にして学問の動向を会員に知らせました。また、外部から講師を招いて、伝染病研究所・予研の講演会を開いたということです。伝染病研究所に将来計画の委員会が発足したのは1951（昭和26）年のことでした。

1967（昭和42）年6月1日、伝染病研究所の名前は終焉し、「医科学研究所」（医科研）と改名されます。過去のおぞましい歴史に蓋をしたままで、再出発したのです。

その後、予研は1955（昭和30）年、旧海軍大学校跡地の品川庁舎に移転します。さらに予研（現国立感染症研究所）が狭くなり、東京新宿区戸山の陸軍軍医学校跡地に移転することになります。

1989年（平成元年）7月22日、旧陸軍軍医学校（国立感染症研究所建設現場）から100体を超える人骨が発見されるという事件がおきます。当時、世の注目を浴び、真相究明を目的とした住民訴訟に発展しましたが、この人骨に関する謎は未だ結論を得ていません。

これらの人骨問題は、東大で4年目の夏休みが空白であった柳澤謙を思い出します。彼は卒業と同時に背蔭河で大胆な人体実験を始めます。柳澤は新卒であるにもかかわらず、彼の研究ぶりは経験を有する他の実験者とひけを取らないものでした。彼が人体実験を円滑に執り行うためには訓練が必要でした。この訓練を特殊訓練といいました。さらに結核のリンパ腺の大きさによる肉眼分類、内臓結核の分類を背蔭河に行く前に、特殊訓練により習得したと考えられます。

その後、乳幼児に対するBCGの腹腔内接種実験を実施した山岡克己、301人の小学生の人体実験を行った益子義教、良心の呵責に耐えられなく自殺した田中正稔などの若手の医者はいずれも特殊実験を開始する前には、特殊訓練を受けたと考えられます。特殊実験には一定期間の特殊訓練が必要でした。陸軍軍医学校跡地の骨には、人体実験用（特殊実験）の人骨も大量に含まれていたと著者は考えています。

2節　野外実験

柳澤謙が予研に赴任したのは、１９４７（昭和22）年9月です。彼の仕事はＢＣＧおよびツベルクリンの力価（医薬品が一定の生物学的作用を示す量の判定）検定でした。つまり、戦前までに柳澤がつくったＢＣＧやツベルクリンの力価検定のためでした。

ツベルクリン液は、「結核モルモット（結核菌に感染させられた人）の背部に背骨を中心に左右対称に、標準ツベルクリンと被検ツベルクリン液を、５００倍、１０００倍、４０００倍に希釈したものを皮内注射し、注射後24時間目に体の発赤の大きさが違うかどうかをみます。標準液の５００倍希釈液が、被検体の１０００倍希釈後と同様な反応を呈すれば、被検液のツベルクリンの力価は2倍である」としました。

１９３７（昭和12）年、ジュネーブの国際連盟衛生部に要請し、国際標準ツベルクリンを送付してもらい、伝染病研究所のツベルクリンと比較してみると、伝染病研究所の力価は国際基準の半分でした。つまり、柳澤謙らが背蔭河でつくったツベルクリン液は２０００倍希釈のものでしたが、国際基準のものは１０００倍希釈液でした。佐藤秀三に相談したところ、「日本では伝染病研究所のものを基準として、国内に配布すべきある」という意見でした。

それで彼は、背蔭河時代に決めたツベルクリン液を、帰国した後も伝染病研究所、公衆衛生院、結核予防会結核研究所、国立予研と研究の場を変えても、自分で作ったツベルクリンの標準液を持ち歩きました。

さらに、「ツベルクリン反応を検査する場合には、絶対に人体による確認試験が必要です。その当時、人体を力価試験に用いていた国は（日本以外）なかったと思う。昭和26年1月中旬～4月下旬まで米国に行った時、国立衛生研究所（ＮＩＨ）のツベルクリン検定係長がモルモットの皮内注射で力価検定法を実地にみせてくれたが、あんな無器用な技術ではモルモットでの検定法も当てにはならないと感じた。その時、人体での確認試験をやらないと力価の正確さは保証されないのではないかと言ったら、それをやるにこしたことはないが、もしするなら、10ドル以上は謝礼金を要求されるだろうと応えた。それから私も、人体の確認試験に応じてくれる方には少ないが謝礼金を出すことにした」と『わが一生の思い出』に書いています。

彼は戦前、戦後ともに日本人にも結核菌を感染させてツベルクリン液の力価をみていました。しかし、「終戦直後、ツベルクリン希釈液を容れるアンプルもないし、小瓶もゴム栓もないので、これを探すのにひと苦労した。ようやく30ccくらい入る小瓶とゴム栓を探して来て、人体で決めた標準希釈ツベルクリンと等力価のツベルクリン液を分注し、再び人体での確認試験をしてから、各地に配布した。ところがツベルクリンの力価が、非常に弱いという非難がいたるところから耳に入った。あれほどしっかり力価試験をやったのに、おかしなこともあるものだと思って、数か所から教本返送してもらった。

返送してもらって、もう一度動物で力価を調べたが、殆ど標準品と異ならない。ところが人体で比較してみると、誰でも気がつくほどの力価の低下がみられる。やはり人間の皮膚の方がモルモットの皮膚より反応が敏感なことを、この時ほど肝に銘じて感ぜられたことはなかった」と記しています。つまりこの時点で、我が国の標準ツベルクリン反応液は消失したのです。

この力価低下は、コルクにツベルクリンの活性因子が吸着されたためであることが、その後の詳細な研究で判明しました。これは終戦直後の「いわゆるBCG騒動」の原因に繋がりました。つまり、本来ツベルクリン反応陽性者が力価低下のためツベルクリン反応が陰性となり、BCGを接種されたため、重大な副作用が起こったのです。したがって、戦後の日本人全員が接種後の瘢痕は大きく、空豆大となりました。

BCG接種は、1942(昭和17)年、小泉親彦によって『結核予防接種に関する報告書』が出される1年前に、国民学校卒業(今の小学6年生)で就職を希望するものに実施され、戦前で1000万人を超えたと言われます。

3節　BCG騒動

日本学術会議とは、戦後、1948(昭和23)年法律121号でつくられた科学者の全国的な団体です。「我が国の科学者が内外に対する代表機関として、科学の発達を図り、行政、産業および国民全体に反映発達させること」を目的につくられました。日本学術会議には、科学の部門別に応じて7つの部会があり、定数210人の会員で、第1部（文学、哲学、史学）、第2部（法律学、政治学）、第3部（経済学、商学）、第4部（理学）、第5部（工学）、第6部（農学）、第7部（医学、歯学、薬学）という構成でした。

1951（昭和26）年、BCG接種は結核予防法に組み入れられ、小学校入学時にBCG接種の証明書がないと入学できないという強制的なものになりました。しかも、BCGは乾燥ワクチンに突然換えられました。乾燥ワクチンは国内市場を独占するようになりました。

日本学術会議第7部会（医学）の塩田広重ほか13名の有志から当時の厚生大臣橋本龍吾（東大独法科卒、当時衆議院議員）に、「BCGワクチンは医学界でも種々議論があり、また世上でも疑惑を持つものがあるので、その実施は慎重にされたい」という意見書が提出されます。これに基づき1951（昭和26）年10月14日、橋本厚生大臣は「結核予防法で強制的に実施しているBCG注射について、その効果について学術的な研究結果が出るまで一時停止するようになるかも知れない」と語りました。（「朝日新聞」1951年10月15日）。

この発表が社会的に大きな論争を引き起こします。10月19日朝、GHQの公衆衛生福祉局福祉課モロハン課長は、宮崎厚生次官、山口正義（東大、昭和5年卒）公衆衛生局長らを招き、このたびのBCG問題の経過を聞いたのち、「日本でのBCG強制接種は必要だ」と語ります（「朝日新聞」10月19日）。19日、日本学術会議第7部会は13名の意見書を部会の意思として追認しました。

このため参議院では、第12回国会参議院厚生委員会を開催し、10月17日に関係者に証人喚問することを決定します。そこで10月20日、24日、25日、11月5日と、4回の証人喚問が行われました。初め戸田忠雄も強制接種に反対の立場を取っていましたが、腰砕けになり、「ＢＣＧは接種法の検討が必要であるが、私は強制接種には反対ではない」と言い始めました。

強制接種に強固に反対した塩田証人は、「私はＢＣＧ接種後、長さ10センチ幅７センチの潰瘍ができ、２年半たっても治らず困っている人や、潰瘍が腕から指におよんで、ついには指先を切った例も聞いている。接種後発病した例もある。現在（１９５１年４月）使われている乾燥ＢＣＧワクチンは、有効というだけで、実際に効果がどの程度だか分からないという話だ。また、乾燥ＢＣＧワクチンを行っても、都下の小学校の校医から聞いたツベルクリン反応の陽転率は18％、今村荒男に関係のある竹下登氏の報告によれば、20％という低率である。接種方法についても研究の余地があると言われ、この点はアメリカの公衆衛生局でも認めている」と証言しました。

強制接種に賛成の堂野前《どうのまえ》維摩郷《いまさと》（東大、大正11年卒）阪大教授は、「ＢＣＧの効果は昭和18年の日本学術振興会第８小委員会ではっきり認めており、私もそれを信じている。体質によって潰瘍はできるが、ひどくても２、３か月で治る。本人には気の毒だと思うが、結核感染という悲劇にくらべれば、問題はないと思う。接種によって結核を誘発したというが、それはツベルクリンをやっても陽転するまで相当時間がかかるので、その間に自然感染発病したものを誤解しているのではないか。現在の日本の実情では、強制接種は止むをえないと思う」と、１９５１（昭和26）年10月24日に証言しました。

第６章で前述しましたが、この時証人に立った柳澤謙は、「昭和17年の秋に実験室内の研究に成功しましたので、ただちに陸軍軍医学校で大量生産をできる機械で乾燥ワクチンをつくり、ワクチンにつきまして培養試験、動物実験、さらに人体実験も行っています。その成績が昭和19年4月のことで「BCG乾燥ワクチンに関する研究」という論文で、ちゃんと印刷になって発表しているのでございます。これは当時軍関係において、最も結核の多発していましたある集団でございます。1か年に約12%という発病率の、恐るべき結核の多発集団であったので、それを任意に4群に分けまして、その1群には乾燥前の液体ワクチン、第2群には陸軍軍医学校の大量生産の機械で乾燥し10℃内外の温度に3か月保存したワクチン、第3の群は同じ条件で6か月保存したワクチン、最後の群はBCGを接種しないで経過を見た群です。

2年経過観察したものは、非乾燥BCG未接種群で結核発病率12・5%、非乾燥（液体）BCG接種群での発病率は3・1%でした。また1年半ばかり経過を見た乾燥ワクチンは10℃内外の温度で3か月保存したワクチンで、発病率は3・5%、6か月保存した乾燥ワクチンで経過を見たものは5・1%という成績で、乾燥ワクチンは非乾燥BCGワクチンと比較してひけをとらない結果でした」と発言しています。

しかし、ここでもまた母集団の数を明らかにしていません。第4群では2名の結核死亡者を出しているのです。

その後、衆参両院の厚生委員会は、現行どおりBCGの強制接種は継続すべきであると結論を出します。1952（昭和27）年1月19日、橋本厚生大臣は「有効無害であることを再確認する。接種法、ワクチンの製造、保存法などを改良しつつ、今後も強制接種を続行する」と声明を出しました。ＢＣＧ騒動はこの声明によって、終止符が打たれました。

結核予防会結核研究所では、戦前からＢＣＧ、ツベルクリン反応液を作製・販売していました。１９５２年から、ＢＣＧの製造・販売を行うのは良くないとの厚生省の指導のもと、10月に結核研究所の製造部門から分離して、ツベルクリン反応液および乾燥ＢＣＧを製造する現在の日本ビーシージー製造株式会社が設立されます。

この時の初代社長は、高橋庸彌（東大英法、大正14年卒）で、彼は東大卒業後内務省に入り、大阪府警察局長となり、結核予防会の常務理事長を歴任した人物でした。

また、工場長には澤田哲治（北大、昭和14年卒）が就任しました。彼は卒業後陸軍へ入隊し、柳澤謙とともに乾燥ＢＣＧワクチン製造に取り組んでいます。

日本ビーシージー製造株式会社は、今でも乾燥ＢＣＧワクチン、ツベルクリン液（ＰＰＤ）、ＢＣＧの管針などの独占製造・販売を行っています。

柳澤謙著『我が一生の思い出』によると、故郷中頚城《くびき》郡津有《つあり》村から10㎞も山の方に離れたところの、まだ電灯も入っていないある小学校の分校（彼らの野外実験場）では、１９４１（昭和16）年頃からＢＣＧの経皮接種のための管針の開発が加わりました。

開発に加わったのは、朽木五朗作（東大、昭和11年卒）や川村達（東大医専、昭和17年卒）です。彼らと一緒に経皮接種を始めます。経皮接種法なら種痘と一緒で、医師は上手にやりこなせると思ったからです。

柳澤は、「いよいよ最初に人体に実施するとなると、なんだか不安に襲われた。それは、ワクチンの濃度が皮内法の場合に比べて非常に濃いものを使用するので、万一局所反応ばかりでなく、局所リンパあるいはそれ以上に病変が進むことはないと言い切れなかったからである」と述べています。

初めは、朽木や川村がこの接種法の研究の中心になり、ワクチン濃度を変えたり、接種法を変えたりして研究しているうちに、川村は経皮研究の熱が冷めてしまいました。これに反して朽木は粘り強く術式をいろいろ自ら考案し、「今日では朽木式管針器で誰でも簡単にでき、接種局所が皮内法より軽微で、ツベルクリン陽転率も同率になるところまで漕ぎつけた」と述べています。

このような経過があって１９６７（昭和42）年、管針による経皮接種法に代わりました。

２００３（平成15）年、ＢＣＧの再投与が廃止されました。２００６年、ツベルクリン反応をせずにＢＣＧ接種が行われるようになります。２００７年、結核予防法が廃止され、ＢＣＧ接種は予防接種法に組み込まれました。

１９５３（昭和28）年、柳澤がアメリカ軍占領下の沖縄に旅行に行きます。柳澤が占領軍関係者に「結核患者が沖縄で多いでしょう」と尋ねると、柳澤が思っているほどに多くはなかったようです。「ＢＣＧのワクチンによる結核予防はしないのですか」の問いに、占領軍関係者は「ＢＣＧワクチンについては米本国でも目下研究中だし、ＢＣＧワクチンを打ってしまうと、ツベルクリン反応が陽性になってしまって、かえって結核の診断の大切な武器がひとつなくなってしまう」と言われました。次に、「ＢＣＧワクチンをどうしてしないか」の問いに対しては、「米政府衛生福祉省からの指示がない限り、米兵も沖縄人にもできない」と答えられました。

1972（昭和47）年、沖縄は日本に返還されました。その2年後にはBCG接種が沖縄で行われるようになりました。

おわりに

たまたま入手した1冊の『結核予防接種に関する報告書』（財団法人結核予防会発行）が人体実験集と分かり、その証明には4半世紀かかりましたが、ついに全貌を明らかにすることができたと思うので、記録として残すために出版することにしました。

「結核予防に関する実験」は背蔭河（東郷部隊）、７３１部隊、満州国衛生技術廠で行われました。特に満州国衛生技術廠では、１９３４（昭和９）年10月〜１９４４（昭和19）年４月まで子どもたちを実験動物として結核の研究が行われます。今回の著書は、我が国の結核研究の人体実験を、これまで隠されてきた戦前・戦後の手に入る限りの資料を検証して明らかにしたものです。

『結核予防接種に関する報告書』はもちろん人体実験集でしたが、本書『ＢＣＧと人体実験』を執筆中、それ以外の日本近代医学史に残るほとんどの実験「ワイル病、鼠径リンパ肉芽腫病（第４性病）、日本脳炎、馬の脳炎、肺切除法」も人体実験で行われていたと疑われました。

伝染病研究所では、宮川米次が所長になる前から特選研究（人体実験）が行われていたことが、『実験医学雑誌』の雑報から証明することができたと考えます。さらに重要なことはこれらの人体実験が主に、伝染病研究所が文部省に移管された後の１９１５年（大正４年）頃から行われていたと推察できることです。

東京大学付置伝染病研究所は、現在、東京大学医科学研究所となっています。しかし、東京大学医科学研究所のホームページには、「医科学研究所は1882年に創立された伝染病研究所を前身にし、付属の研究病院を持つ我が国唯一の医学・生命科学の研究所です。感染症、がんなどの疾病を対象とし、基礎研究の成果を医療に直結させることを使命としています」と書かれています。

医科学研究所が伝染病研究所の伝統を引き継いでいることは分かりますが、文部省付置伝染病研究所時代の詳細が分かる沿革史には、1915（大正4）年から1944（昭和19）年の沿革と資料が欠落しています。この時期は人体実験が盛んに行われた時期であり、その間の沿革が意図的に抜けていると推察できます。

伝染病研究所のことを最も理解できる『実験医学雑誌』の雑報が、1935（昭和10）年〜1944（昭和19）年まで、医科学研究所と長崎大学医学部以外の図書館から消えていました。1935（昭和10）年以降の雑報は、731部隊の真相や太平洋戦争に至る伝染病研究所の歴史が分かる重要なものでしたが、医科学研究所の図書館は、コピーのサービスを行わないと、今でも断っています。

これでは過去の伝染病研究所の歴史隠蔽と同じです。医科学研究所の必要性の有無を国民に広く問うべきです。

実験動物であった人に対応（カモフラージュ）する動物は、結核ではモルモットに、日本脳炎では猿に、第４性病でも猿、肺切除では家兎になっています。『結核予防接種に関する報告書』では、４９５３人の人体実験結果が掲載されています。これは人類史上最大の人体実験集で、今も財団法人結核予防会、東北大学図書館に保管されています。『結核予防接種に関する報告書』は１９４３（昭和18）年に発行されていますが、未だに問題にされていません。このまま問題にされないのでしょうか。

結核の人体実験のために、日本学術振興会、結核予防会に莫大な国家予算がつぎ込まれていました。『結核予防接種に関する報告書』が人体実験集であることを結核予防会は公表すべきです。１９８１（昭和56）年11月30日、光文社から出版された『悪魔の飽食』は７３１部隊の残虐な行為を世に問い、このドキュメントは瞬く間にベストセラーになりました。

森村誠一のこの本が出版されて、７３１部隊研究者の書籍が多数出版されますが、７３１部隊の研究開始の時期さえ明確に証明し得ていません。今回初めて７３１部隊の研究開始時期が、消えた『実験医学雑誌』の雑報から１９３８（昭和13）年４月であることを証明できました。７３１部隊の前身部隊（背蔭河の東郷部隊）の開始時期も、実験内容も理解されていません。また、満州国衛生技術廠（１９３４年秋から１９４４年４月）の存在と実験内容には誰も何も気づいていないのです。

１９３１（昭和６）年の『陸軍軍医学校50年史』では、「防疫学教室及び研究班にあっては、軍隊に於ける結核予防、結核予防接種の免疫効果及諸種免疫効果の比較研究に努めると共に、作業の合理化に依る能率増進、経費節減に関し調査研究しつつあり。而して結核予防に就いてはなかんずく免疫性付与並びに結核患者の早期発見に関し、諸種免疫効果法の効果批判に就いてなかんずく経口免疫法に関して調査研究しつつある。共に着々研究の進むると共に培地及培養方法の改良に依り生産能率の増進及価格低減に関し、漸次所望の域に達せんとしつつあり」と書かれています。この年から結核の研究が猛スピードで731部隊の前身、背蔭河の東郷部隊で進行していると推定できます。

今回、柳澤謙の著書『我が一生の思い出』から満州国衛生技術廠では子どもの結核の人体実験が行われたことが分かりました。

731部隊研究家の最大の問題点は、731部隊下級隊員からの証言を主にしていることで、証拠となる文献を収集することはほとんどできていません。これでは731部隊をはじめとした人体実験のおぞましい歴史が、今までも今後も明らかにされずに闇に消えることになります。日本近代医学史上に残る人体実験の事実を明らかにすることが重要です。

それは戦後の宮川米次の思惑が今も活き続けているからであると考えています。

戦後アメリカに731部隊の人体実験の存在が明らかになった時、宮川米次は東大付置伝染病研究所（現医科学研究所）の人体実験を隠し通すため、細菌戦部隊（731部隊）を全面的に前に押し出した作り話を、石井四郎に話すように工作したと思われます。

731部隊で細菌による生体実験が行われていたことは事実ですが、国民に知られて最も困る結核、第4性病、日本脳炎などの日本近代医学史上で誇るべく実験は、恐らく石井四郎の役割ではないと思われます。

本書で指摘したように、日本近代医学史の汚点として残るような研究に援助してきた疑念の多い日本学術振興会、結核予防会は今こそ事実関係を検証し、国民（特に医学関係者）に公表すべきではないでしょうか。

ＢＣＧ接種が結核予防に効果があるというのは虚偽の話です。１９５１年（昭和26年）11月９日読売新聞で、柳澤謙は「ＢＣＧは有効無害・強制接種へ」と述べていますが、この記事の横にマイヤース教授（アメリカ・ミシシッピ大学）の手紙が取り上げられ、そこには「私は今まで日本の結核予防対策の中で、主としてＢＣＧ接種の方法を研究してきたが、ＢＣＧが結核患者の死亡率を大幅に減少させる上に重大な役割を果たしてきたとは思えないのである。……教授の予防方法はツベルクリン反応検査で感染を知り、レントゲン写真で発病の如何を確かめ、発病の場合は療養所に入れて治療を行うと言うことに尽きる」と書いてありました。

『結核予防接種に関する報告書』のＢＣＧの効果判定は呼吸器感染ではなく、皮下接種によって強毒結核菌を人為的に感染させて行ったもので、医学的にも倫理的にも正しい臨床治験ではありません。

日本のＢＣＧの治験は国際舞台ではほとんど通用しません。１９６８年にインド（マドラス）できちんとランダムに割りつけて36万人にＢＣＧの治験を行ったところ、全く効果がないという結論が出ています。

柳澤謙が作ったツベルクリン反応液は、戦後まもなく力価が著しく減少しました。このツベルクリン反応液では、ツベルクリン反応陽性者でも陰性と判断され、毎年繰り返しＢＣＧを定期的に接種されてきました。接種後は空豆大の大きな瘢痕を残し、管針になってからも９個の接種痕２か所を残します。ツベルクリン液、ＢＣＧ製品はビーシージー製造株式会社で独占販売を行ってきました。ＢＣＧ販売は直ちに中止すべきです。

筆者は内科医ですが、この40数年肺結核に遭遇したことは、ほとんどありませんでした。今では結核は稀な病気ですが、結核を診断する時、既に乳幼児期にＢＣＧ接種がなされているのでツベルクリン反応は意味がありません。代わりにＴ－スポットという血液検査を行いますが、これも今ひとつ診断に役立つというものではなく、ＰＣＲ（核酸同定）検査を行います。同時に３日間連続の喀痰の塗抹検査、結核菌培養検査も行いますが、結果が出るまでには８週間かかります。

幼児期のＢＣＧ接種を中止すれば、結核の診断はツベルクリン検査が大きな役割を果たします。この著書が今後、我が国のＢＣＧ接種の中止に役立つことを願っています。

最後になりましたが、樋口竹広氏、清水さやか氏、肝臓クリニック札幌・品川祐基典氏、作業場を提供いただいたアネックスメディカル・姉崎正仁氏、出版するにあたりご協力いただいたあけび書房代表・久保則之氏に心から感謝いたします。

２０１９年６月27日

美馬　聰昭

参考文献

日本学術振興会第８小（結核予防）委員会『結核予防接種に関する報告書』（財団法人結核予防会・１９４３）
『日本医学博士録』（東西医学社・１９４４）
『日本医学博士録』（中央医学社・１９５４）
細井和喜蔵『女工哀史』（岩波書店・１９５４）
座談会『小泉親彦先生を語る』（日本医事新報・昭和30年12月17日号　１９５５）
『陸軍軍医学校50年史（復刻版）』（不二出版・１９８８）
柳澤謙『わが一生の思い出―柳澤謙遺稿集』（鹿島出版（非売品）・１９８３）
野邊地慶三、柳澤謙ら「ツベルクリン反応検査方法に就いて（第１報）」（厚生科学・１９４０）
野邊地慶三、柳澤謙ら「ツベルクリン反応検査方法に就いて（第２報）」（厚生科学・１９４１）
佐藤秀三「結核の疫学的観察」（『紀元二千六百年記念、結核予防及治療・医学講演会講演集（第１冊）』（実験治療社・１９４１）
柳澤謙「結核の疫学、特にＢＣＧに就いて」『紀元二千六百年記念、結核予防及治療・医学講演会講演集（第１冊）』（実験治療社・１９４１）
今村荒男、佐藤秀三「第五回日本結核病学会、宿題報告」（結核・５　１９２７）

今村荒男、高橋三千彦「カルメット氏BCGを以てせる免疫実験」（結核・6　1928）
関口蕃樹、坂口康藏『結核殊に肺結核』（診断と治療社・1933）
今村荒男「「カルメット」BCGについて」（結核・8　1930）
柳澤謙『結核とツベルクリン反応』（日本医書出版・1947）
柳澤謙『BCGとツベルクリン』（日本臨床社・1947）
美馬聰昭『検証：中国における生体実験』（桐書房・2013）
宮武剛『将軍の遺言（遠藤三郎日記）』（毎日新聞社・1986）
藤田賢二『満州に楽土を築いた人たち—上下水道の技術者の実録』（日本水道社・2011）
遠藤三郎『日中15年戦争と私—国賊・赤の将軍と人はいう』（日中書林・1974）
韓暁、山辺悠喜子訳『731部隊の犯罪（中国人は告発する）』（三一書房・1993）
常石敬一『医学者たちの組織犯罪』（朝日新聞社・1994）
梅澤彦太郎『流行性脳炎（稲田龍吉監修）』（日本医事新報社（非売品）・1935年12月12日号）
シェルダン・H・ハリス、近藤昭二訳『死の工場』（柏書房・1999）
砂原茂一、上田敏『ある病気の運命』（東京大学出版会・1984）
『BCGに関する会議録から（第12回国会参議院厚生委員会）』（医学のあゆみ・1951）
矢追秀武『私の70年史』（メディカルカルチャー（非売品）・1965）
福島伴次『学究風雪60年（2）』（東京医事新誌・69　1952）
福島伴次『学究風雪60年（8）』（東京医事新誌・70　1953）

柳澤謙「ＢＣＧの実験的研究（第1回報告）」（実験医学雑誌・19　1935）
柳澤謙、安藤啓三郎「ＢＣＧの実験的研究（第2回報告）」（実験医学雑誌・1937）
武見太郎『武見太郎回想録』（日本経済新聞社・1968）
林武夫「ＢＣＧに関する実験的研究、第4編「乾燥ＢＣＧワクチン」に依る免疫試験」（陸軍軍医学校防疫研究報告・不二出版・第8冊　2005）
林武夫「ＢＣＧ乾燥ワクチンに関する研究、第2編免疫試験」（陸軍軍医学校防疫研究報告・不二出版・第8冊・180〜184・2005）
内藤良一『老ＳＬの騒音』（ミドリ十字30年史・1980）
窪田義男『志操の人　小泉親彦』（鯖江地区まちづくり推進協議会・2003）
小高健『伝染病研究所』（学会出版センター・1992）
宮川米次、岡西順二郎『肺結核』（南山堂・1941）
小高健『長与又郎日記（上）』（学会出版センター・2001）
小高健『長与又郎日記（下）』（学会出版センター・2002）
小高健『日本近代医学史』（考古堂書店・2011）
石井信太郎「十二指腸虫感染経路の研究、第四性病病原体発見」（日本医事新報・1949年8月20日号）
吉田高志、藤本浩二編『医科学研究資源としてのカニクイザル（霊長類医科学研究センター30年の業績）』（シュプリンガー・ジャパン・2006）
日本統計協会『日本長期統計総覧、第5巻』（日本統計協会・1988）

宮川米次、三田村篤志郎他「鼠径リンパ肉芽腫の病原体に関する研究（第1回報告）」（実験医学雑誌・1935）
宮川米次、三田村篤志郎他「鼠径リンパ肉芽腫の病原体に関する研究（第2回報告）」「「マウス」における実験的研究」（実験医学雑誌・1935）
宮川米次、三田村篤志郎他「鼠径リンパ肉芽腫の病原体に関する研究（第3回報告）」「病原体の濾過、特に限外濾過に関する研究」（実験医学雑誌・1935）
宮川米次、三田村篤志郎他「鼠径リンパ肉芽腫の病原体に関する研究（第4回報告）」「鶏卵内に於ける病原体の培養に就いて」（実験医学雑誌・1935）
宮川米次、三田村篤志郎他「鼠径リンパ肉芽腫の病原体に関する研究」（第5回報告）」「病原体の温、冷、乾燥に対する抵抗、稀釋試験及Virulicidin, Allergene 中和物質の検索」（実験医学雑誌・1935）
宮川米次、三田村篤志郎他「鼠径リンパ肉芽腫の病原体に関する研究（第6回報告）」「猿及「マウス」以外の諸動物に於ける病毒接種実験」（実験医学雑誌・1936）
城井尚義、安藤啓三郎ら『吾邦に於ける馬の流行性脳炎の原因學的研究』（実験医学雑誌・1937）
城井尚義、佐藤久藏ら「夏期脳炎病毒の馬体接種試験成績」（実験医学雑誌・1937）
北岡正見「日本脳炎の研究」（日本医事新報、第1333号・昭和24年11月12日発行）
小澤凱夫『肺切除』（日本外科学会雑誌・1942）
山口正義『結核予防会創立20周年記念、結核のあゆみ』（結核予防会・1955）
財団法人同仁会『同仁会40年史』（財団法人同仁会・1943）

青木義男『同仁会診療防疫班（非売品）』（長崎大学細菌学教室・1975）
社団法人細菌製剤協会『細菌製剤のあゆみ—細菌製剤協会設立20周年記念出版』（社団法人細菌製剤協会（非売品）・1966）
小林照幸『死の虫』（中央公論社・2016）
福島伴次『細菌の科学』（敏房書房・1941）
福島伴次『細菌への闘争』（大日本出版株会社・1942）
稲田龍吉・井戸泰「ワイル氏病原体—新種スピロヘータ発見概括報告」（東京医事新誌、第1908号・1915）
二木謙三、高木逸磨、谷口腆二、大角眞八「鼠咬症の研究」（東京医学会雑誌、第29巻、第23号・1915）
乗木秀夫「猿島の奇病とその対策」（新しい医院、5巻、7号・1964）
乗木秀夫「伝染性肝炎—基礎的立場から」（日本医師会雑誌、53巻、4号・1965）
藤野恒三郎『日本細菌学史』（近代出版・1984）
兼松・戸井田一郎『日本におけるBCGの歴史』（同書出版委員会（非売品）・2009）

図表の出典一覧

（例えば、本書の第1章図表1は①1と略記しました。なお、本書所載にあたって、図表内の旧字体は新字体に、日本語のカタカナ表記はひらがなに、数字は原則として算用数字に手直ししました）

佐藤秀三『結核の疫学的観察』（1940、実験研究社）①1～4

柳澤謙『ツベルクリン反応検査について（第2報）』（1941、厚生科学）②1～6

柳澤謙『ツベルクリン反応検査方法について（第1回報告）』（1940、厚生科学）②7

財団法人結核予防会『結核予防接種に関する報告書』（1943、同予防会）②8、16、28～34、⑤1～3、⑦1

柳澤謙『BCGの実験的研究（第1回報告）』（1935、実験医学雑誌）②9～12

林武夫『BCG乾燥ワクチンに関する研究（第2編 免疫試験）』（2005、陸軍軍医学校防疫研究報告、不二出版）②13、⑥3～8

柳澤謙『BCGとツベルクリン』（1947、日本臨床社）②14、15、18～27

日本統計協会『日本長期統計総覧』（1988、日本統計協会）②17

三田村篤志郎『流行性脳炎』（1935、日本医事新報社）③1

宮川米次『鼠径淋巴肉腫の病原体に関する研究』（1935、実験医学雑誌）④1～3

常石敬一『医学者たちの組織犯罪』（1994、朝日新聞社）⑤4
大阪大学医学部第一外科同窓会『小澤凱夫教授定年退官記念教室業績集』（1959、同同窓会）⑥1
読売新聞（1951年11月6日付）⑥2
宮川米次『第80回講習修了式に際し講習生ならびに全所員に告ぐ』（1936、実験医学雑誌）⑧2
小高健『伝染病研究所』（1992、学会出版センター）⑧1・3
同人会『同人会40年史』（1943、同人会）⑨1

美馬　聴昭（みま　さとあき）

1946年北海道生まれ。1971年札幌医科大学卒。肝臓専門医。

1981年11月から肝がんの早期発見を目的に超音波による集団検診を全道で開始し、肝がんの発見率1.3％で医学界の注目をあびた。

B型肝炎は集団予防接種で広がったことを証明するために、5人の原告を集めて、1989年6月に札幌地裁に堤許した。その後、17年の歳月をかけて最高裁で勝訴。

2013年3月から北海道のC型肝炎の最大の汚染地域、由仁町三川の問題解決（開業医の注射器の回し打ち）のため、国家賠償を求めて地域の人々と共に闘った。

著書
『注射器肝炎－誰も知らなかった医原病の真実』（桐書房）
『肝炎－古い常識・新しい知識』（共著、桐書房）
『知られざる肝炎－急増する肝ガンと集団予防接種』（共著、あけび書房）
『もう一つの厚生省犯罪－集団予防接種が広めた肝炎』（共著、かもがわ出版）
『検証・中国における生体実験－東京帝大医学部の犯罪』（桐書房）

BCGと人体実験

2019年 7月15日　第1刷発行

著者──美馬　聴昭
発行──「BCGと人体実験」出版委員会
発売──あけび書房株式会社
102-0073　東京都千代田区九段北1-9-5
☎03-3234-2571 Fax 03-3234-2609
akebi@s.email.ne.jp　http://www.akebi.co.jp

組版・印刷・製本／モリモト印刷

ISBN978-4-87154-169-5 C3036